壮医病历书写基本规范

张　帆　潘明甫　黄国东　主编

化学工业出版社
·北京·

内容简介

该书依照《病历书写基本规范》《中医病历书写基本规范》及《医疗机构病历管理规定》等有关要求，结合壮医药临床工作实际情况编写。主要内容为壮医病历书写基本要求，壮医望、询、闻、按、探诊，壮医诊断、壮医证型，壮医辨病辨证依据示例，壮医鉴别诊断示例，壮医方药、方解示例，另外提供标准示范病历二例，以及住院病案首页填写规范、壮医病证名称分类与代码、壮瑶苗医诊疗技术名称分类与代码、纳入基本医疗保险医疗服务项目的民族医技法名称分类与代码等。该书内容具有较强的指导性和参考性，适合壮医药专业特色医院临床工作者参考阅读。

图书在版编目（CIP）数据

壮医病历书写基本规范/张帆，潘明甫，黄国东主编. —北京：化学工业出版社，2022.8

ISBN 978-7-122-41392-5

Ⅰ.①壮… Ⅱ.①张…②潘…③黄… Ⅲ.①壮医-病案-书写规则 Ⅳ.①R291.8

中国版本图书馆CIP数据核字（2022）第078936号

责任编辑：赵兰江　　装帧设计：张　辉
责任校对：边　涛

出版发行：化学工业出版社（北京市东城区青年湖南街13号　邮政编码100011）
印　　装：北京科印技术咨询服务有限公司数码印刷分部
710mm×1000mm　1/16　印张$6\frac{3}{4}$　字数114千字　2022年11月北京第1版第1次印刷

购书咨询：010-64518888　　售后服务：010-64518899
网　　址：http://www.cip.com.cn
凡购买本书，如有缺损质量问题，本社销售中心负责调换。

定　　价：48.00元

编写人员名单

主　编　张　帆　潘明甫　黄国东

副主编　李凤珍　蒋桂江　韦　智　张洪瑞

编　者　张　帆　潘明甫　黄国东　李凤珍
蒋桂江　韦　智　张洪瑞　王亚扎
叶贤凯　朱芳芳　周　玲　郭雨西
岑艳灵　黄孜雨　施嫦妃

前　言

病历作为临床医学文书，客观记录了患者疾病的发生、发展和转归，是医院在医疗活动中形成的各种记录资料的综合，反映了医疗行为的全过程，是医院医疗质量和管理水平的综合反映，更是行业管理中综合评价医疗技术、医疗质量和医院管理水平的依据。

壮族医药是中国传统医学的重要组成部分，具有鲜明的民族性、传统性和地域性特点。为了在病案中体现壮医诊疗和壮医药理念和思维，以及对壮医特色诊疗进行有效归纳和利用，广西国际壮医医院于2018年完成了《壮医病历书写基本规范》《壮医病证名称分类与代码》《壮瑶苗医诊疗技术名称分类与代码》的编写，并作为规范名称和分类标准在壮医病历书写和壮医住院病案首页填写中运用，以提高壮医病历书写内涵。结合广西国际壮医医院作为三级甲等民族医医院的需要和临床实际工作情况，我们编写了《壮医病历书写基本规范》，作为医务人员病历书写的基本要求和参考用书，旨在发挥壮医药特色，进一步规范医务人员壮医病历的书写，以提高壮医病历书写和管理水平，加强医院病历的科学化管理，并提高医疗安全质量，为健康中国建设和为人民健康服务作出贡献。

本书依照《中华人民共和国医师法》《病历书写基本规范》《中医病历书写基本规范》及《医疗机构病历管理规定》等有关要求进行编写。在编写过程中，得到了广西壮族自治区中医药管理局、广西壮医质控中心、广西中医病案质控中心的领导及专家的大力支持，在此谨致谢意。

由于编者水平有限，难免存在不妥之处，敬请批评指正。

编　者

2022年5月

目录

第一章

壮医病历书写基本要求

第一节　规范说明

《壮医病历书写基本规范》是根据原中华人民共和国卫生部《病历书写基本规范》、中医药管理局《中医病历书写基本规范》及《广西壮族自治区医疗机构病历书写规范与管理规范》，结合《三级民族医医院评审标准实施细则》的相关条款制定的。

依据壮医学科发展的实际情况，中医病证名称及西医的诊疗和手术操作为病历中的必写内容，壮医病证名称及内容在壮医无相关疾病诊疗时无需书写，但在治疗期间使用壮医方药和治疗就需在病历中运用壮医理论说明。

第二节　基本要求

第一条　病历是指医务人员在医疗活动过程中形成的文字、符号、图表、影像、切片等资料的总和，包括门（急）诊病历和住院病历。

第二条　壮医病历书写是指医务人员通过壮医望诊、询诊、闻诊、按诊、探诊和中医望诊、闻诊、问诊、切诊及查体、辅助检查、诊断、治疗、护理等医疗活动获得有关资料，并进行归纳、分析、整理形成医疗活动记录的行为。

第三条 病历书写应当客观、真实、准确、及时、完整、规范。

第四条 计算机打印的病历应当符合病历保存的要求。

第五条 病历书写应当使用中文，通用的外文缩写和无正式中文译名的症状、体征、疾病名称等可以使用外文。

第六条 病历书写应规范使用医学术语，壮医及中医术语的使用依照相关标准、规范执行。要求表述准确，语句通顺，标点正确。

第七条 病历书写过程中出现错字时，应当用双线划在错字上，保留原记录清楚、可辨，并注明修改时间，修改人签名。不得采用刮、粘、涂等方法掩盖或去除原来的字迹。

上级医务人员有审查修改下级医务人员书写的病历的责任。

第八条 病历应当按照规定的内容书写，并由相应医务人员签名。

实习医务人员、试用期医务人员书写的病历，应当经过本医疗机构注册的医务人员审阅、修改并签名。

进修医务人员由医疗机构根据其胜任本专业工作实际情况认定后书写病历。

第九条 病历书写一律使用阿拉伯数字书写日期和时间，采用24小时制记录。

第十条 病历书写中涉及的诊断，包括壮医诊断、中医诊断和西医诊断,其中壮医诊断和中医诊断包括疾病诊断与证候诊断。

壮医治疗应当遵循壮医病证诊疗规范；中医治疗应当遵循辨证论治的原则。

第十一条 对需取得患者书面同意方可进行的医疗活动,应当由患者本人签署知情同意书。患者不具备完全民事行为能力时，应当由其法定代理人签字；患者因病无法签字时，应当由其授权的人员签字；为抢救患者，在法定代理人或被授权人无法及时签字的情况下，可由医疗机构负责人或者授权的负责人签字。

因实施保护性医疗措施不宜向患者说明情况的，应当将有关情况告知患者近亲属，由患者近亲属签署知情同意书，并及时记录。患者无近亲属的或者患者近亲属无法签署同意书的，由患者的法定代理人或者关系人签署同意书。

第三节　门（急）诊病历书写内容及要求

第十二条 门（急）诊病历内容包括门（急）诊病历首页［门（急）诊手册封面］、病历记录、化验单（检验报告）、医学影像检查资料等。

第十三条　门（急）诊病历首页内容应当包括患者姓名、性别、出生年月日、民族、婚姻状况、职业、工作单位、住址、药物过敏史等项目。

门诊手册封面内容应当包括患者姓名、性别、年龄、工作单位或住址、药物过敏史等项目。

第十四条　门（急）诊病历记录分为初诊病历记录和复诊病历记录。

初诊病历记录书写内容应当包括就诊时间、科别、主诉、现病史、既往史，壮医五诊、中医四诊情况，阳性体征、必要的阴性体征和辅助检查结果，诊断及治疗意见和医师签名等。

复诊病历记录书写内容应当包括就诊时间、科别、壮医五诊、中医四诊情况，必要的体格检查和辅助检查结果、诊断、治疗处理意见和医师签名等。

急诊病历书写就诊时间应当具体到分钟。

第十五条　门（急）诊病历记录应当由接诊医师在患者就诊时及时完成。

第十六条　急诊留观记录是急诊患者因病情需要留院观察期间的记录，重点记录观察期间病情变化和诊疗措施，记录简明扼要，并注明患者去向。实施壮医治疗、中医治疗的，应记录壮医五诊、壮医论治和中医四诊、辨证施治情况等。抢救危重患者时，应当书写抢救记录。门（急）诊抢救记录书写内容及要求按照住院病历抢救记录书写内容及要求执行。强调向患者或家属及时交代病情并记录患者及家属意见，必要时及时请对方完善签字。

第四节　住院病历书写内容及要求

第十七条　病历内容包括住院病案首页、入院记录、病程记录、手术同意书、麻醉同意书、输血治疗知情同意书、特殊检查（特殊治疗）同意书、病危（重）通知书、医嘱单、辅助检查报告单、体温单、医学影像检查资料、病理资料等。

第十八条　入院记录是指患者入院后，由经治医师通过壮医望、询、闻、按、探及中医望、闻、问、切及查体、辅助检查获得有关资料，并对这些资料归纳分析书写而成的记录。可分为入院记录、再次或多次入院记录、24小时内入出院记录、24小时内入院死亡记录。

入院记录、再次或多次入院记录应当于患者入院后24小时内完成；24小时内入出院记录应当于患者出院后24小时内完成，24小时内入院死亡记录应当于患者死亡后24小时内完成。

第十九条 入院记录的要求及内容。

（一）患者一般情况包括姓名、性别、年龄、民族、婚姻状况、出生地、职业、入院时间、记录时间、发病节气、病史陈述者。

（二）主诉是指促使患者就诊的主要症状（或体征）及持续时间。

（三）现病史是指患者本次疾病的发生、演变、诊疗等方面的详细情况，应当按时间顺序书写，并结合壮医、中医问诊，记录目前情况。内容包括发病情况、主要症状特点及其发展变化情况、伴随症状、发病后诊疗经过及结果、睡眠和饮食等一般情况的变化，以及与鉴别诊断有关的阳性或阴性资料等。

1.发病情况：记录发病的时间、地点、起病缓急、前驱症状、可能的原因或诱因。

2.主要症状特点及其发展变化情况：按发生的先后顺序描述主要症状的部位、性质、持续时间、程度、缓解或加剧因素，以及演变发展情况。

3.伴随症状：记录伴随症状，描述伴随症状与主要症状之间的相互关系。

4.发病以来诊治经过及结果：记录患者发病后到入院前，在院内、外接受检查与治疗的详细经过及效果。对患者提供的药名、诊断和手术名称需加引号（“”）以示区别。

5.发病以来一般情况：结合壮医、中医问诊简要记录患者发病后的寒热、饮食、睡眠、情志、二便、体重等情况。

与本次疾病虽无紧密关系、但仍需治疗的其他疾病情况，可在现病史后另起一段予以记录。

（四）既往史是指患者过去的健康和疾病情况。内容包括既往一般健康状况、疾病史、传染病史、预防接种史、手术外伤史、输血史、食物或药物过敏史等。

（五）个人史、婚育史、月经史、家族史。

1.个人史：记录出生地及长期居留地，生活习惯及有无烟、酒、药物等嗜好，职业与工作条件及有无工业毒物、粉尘、放射性物质接触史，有无冶游史。

2.婚育史、月经史：婚姻状况、结婚年龄、配偶健康状况、有无子女等。女性患者记录经带胎产史，初潮年龄、行经期天数、间隔天数、末次月经时间（或闭经年龄），月经量、痛经及生育等情况。

3.家族史：父母、兄弟、姐妹健康状况，有无与患者类似疾病，有无家族遗传倾向的疾病。

（六）壮医望诊、询诊、闻诊、按诊、探诊应当详实记录患者症状、重要的阴性、阳性诊断依据。（强调：壮医五诊查体应当详实记录望诊中望“巧坞”、目诊、甲诊内容，按、探诊根据疾病特征按需记录，其中与中医查体描述一致的诊查内容记录于中医四诊查体处即可。）

中医望、闻、切诊应当记录神色、形态、语声、气息、舌象、脉象等。

（七）体格检查应当按照系统顺序进行书写。内容包括体温、脉搏、呼吸、血压，一般情况皮肤、黏膜，全身浅表淋巴结，头部及其器官，颈部，胸部（胸廓、肺部、心脏、血管），腹部（肝、脾等），直肠肛门，外生殖器，脊柱，四肢，神经系统等。

（八）专科情况应当根据专科需要记录专科特殊情况。强调书写相关的壮医专科检查。

（九）辅助检查指入院前所做的与本次疾病相关的主要检查及其结果。应分类按检查时间顺序记录检查结果，如系在其他医疗机构所做检查，应当写明该机构名称及检查号。

（十）初步诊断是指经治医师根据患者入院时情况，综合分析所作出的诊断。如初步诊断为多项时，应当主次分明。对待查病例应列出可能性较大的诊断。

（十一）书写入院记录的医师签名。

（十二）如有修正诊断、补充诊断时，应书写在原诊断的左下方，并签下姓名和诊断时间。

第二十条　再次或多次入院记录，是指患者因同一种疾病再次或多次住入同一医疗机构时书写的记录。要求及内容基本同入院记录。主诉是记录患者本次入院的主要症状（或体征）及持续时间；现病史中要求首先对本次住院前历次有关住院诊疗经过进行小结，然后再书写本次入院的现病史。

第二十一条　患者入院不足24小时出院的，可以书写24小时内入出院记录。内容包括患者姓名、性别、年龄、职业、入院时间、出院时间、主诉、入院情况、入院诊断、诊疗经过、出院情况、出院诊断、出院医嘱、医师签名等。

第二十二条　患者入院不足24小时死亡的，可以书写24小时内入院死亡记录。内容包括患者姓名、性别、年龄、职业、入院时间、死亡时间、主诉、入院情况、入院诊断、诊疗经过（抢救经过）、死亡原因、死亡诊断、医师签名等。

第二十三条　病程记录是指继入院记录之后，对患者病情和诊疗过程所进行的连续性记录。内容包括患者的病情变化情况及证候演变情况、重要的辅助检查结果及临床意义、上级医师查房意见、会诊意见、医师分析讨论意见、所采取的诊疗措施及效果、医嘱更改及理由、向患者及其近亲属告知的重要事项等。

壮医、中医方药记录格式参照国家、自治区的壮药、中药饮片处方相关规定执行。

病程记录的要求及内容：

（一）首次病程记录是指患者入院后由具有执业医师资格的经治医师或值班医师书写的第一次病程记录，应当在患者入院8小时内完成。首次病程记录的内容包括病例特点、拟诊讨论（诊断依据及鉴别诊断）、诊疗计划等。

1.病例特点：应当在对病史、壮医五诊、中医四诊情况、体格检查和辅助检查进行全面分析、归纳和整理后写出本病例特征，包括阳性发现和具有鉴别诊断意义的阴性症状和体征等。

2.拟诊讨论（诊断依据及鉴别诊断）：根据病例特点，提出初步诊断和诊断依据；对诊断不明的写出鉴别诊断并进行分析；并对下一步诊治措施进行分析。诊断依据包括壮医辨病辨证依据、中医辨病辨证依据与西医诊断依据，鉴别诊断包括壮医鉴别诊断、中医鉴别诊断与西医鉴别诊断。（强调：根据壮医学科发展的实际情况，有壮医诊断的疾病，应当书写壮医辨病辨证依据、壮医鉴别诊断；若暂无壮医诊断的疾病，可暂不书写壮医辨病辨证依据、壮医鉴别诊断。）

3.诊疗计划：提出具体的检查、壮医论治、中西医治疗措施及壮医、中医调护等。[强调：（1）方药中包含有一味壮药，则为壮药处方，方药分析应当遵循壮医治则治法，运用壮医理论分析，若方药中无壮药，则方药分析应当遵循中医辨证论治的原则；（2）外治治疗使用壮医穴位、技法时，应当遵循壮医治则治法，运用壮医理论分析。]

（二）日常病程记录是指对患者住院期间诊疗过程的经常性、连续性记录。由经治医师书写，也可以由实习医务人员或试用期医务人员书写，但应有经治医师签名。书写日常病程记录时，首先标明记录时间，另起一行记录具体内容。对病危患者应当根据病情变化随时书写病程记录，每天至少1次，记录时间应当具体到分钟。对病重患者，至少2天记录一次病程记录。对病情稳定的患者，至少3天记录一次病程记录。

日常病程记录应反映壮医五诊、中医四诊情况及相关的治法、方药变化及其变化依据等。

（三）上级医师查房记录是指上级医师查房时对患者病情、诊断、鉴别诊断、当前治疗措施疗效的分析及下一步诊疗意见等的记录。

主治医师首次查房记录应当于患者入院48小时内完成。内容包括查房医师的姓名、专业技术职务、补充的病史和体征、壮医及中医理法方药分析、诊断依据与鉴别诊断的分析及诊疗计划等。

主治医师日常查房记录间隔时间视病情和诊疗情况确定，内容包括查房医师的姓名、专业技术职务、对病情的分析和诊疗意见等。

科主任或具有副主任医师以上专业技术职务任职资格医师查房的记录，内容包括查房医师的姓名、专业技术职务、对病情和理法方药的分析及结合壮医、中医传统理论与现代研究进展提出进一步诊疗意见，明确壮医和中医诊疗方案，对病人病情进行初步预后转归的判断，在下级医师存在诊疗缺陷时进行及时纠正等。

（四）疑难病例讨论记录是指由科主任或具有副主任医师以上专业技术任职资格的医师主持、召集有关医务人员对确诊困难或疗效不确切病例讨论的记录。应由上级医师亲自书写或审核签字。内容包括讨论日期、主持人与参加人员姓名及专业技术职务、具体讨论意见及主持人小结意见等。［强调：（1）要体现壮医、中医的诊疗；（2）疑难病例主任意见需包括“两点”，即症状、体征、实验室检查结果在鉴别诊断或治疗中的意义，明确诊断或治疗的途径、措施和方法。］

（五）交（接）班记录是指患者经治医师发生变更之际，交班医师和接班医师分别对患者病情及诊疗情况进行简要总结的记录。交班记录应当在交班前由交班医师书写完成；接班记录应当由接班医师于接班后24小时内完成。交（接）班记录的内容包括入院日期、交班或接班日期、患者姓名、性别、年龄、主诉、入院情况、入院诊断、诊疗经过、目前情况、目前诊断、交班注意事项或接班诊疗计划、医师签名等。

（六）转科记录是指患者住院期间需要转科时，经转入科室医师会诊并同意接收后，由转出科室和转入科室医师分别书写的记录。包括转出记录和转入记录。转出记录由转出科室医师在患者转出科室前书写完成（紧急情况除外）；转入记录由转入科室医师于患者转入后24小时内完成。转科记录内容包括入院日期、转出或转入日期，转出、转入科室，患者姓名、性别、年龄、主诉、入院情况、入院诊断、诊疗经过、目前情况、目前诊断、转科目的及注意事项或转入诊疗计划、医师签名等。

（七）阶段小结是指患者住院时间较长，由经治医师每月所作病情及诊疗情况总结。阶段小结的内容包括入院日期、小结日期，患者姓名、性别、年龄、主诉、入院情况、入院诊断、诊疗经过、目前情况、目前诊断、诊疗计划、医师签名等。交（接）班记录、转科记录可代替阶段小结。

（八）抢救记录是指患者病情危重，采取抢救措施时作的记录。因抢救急危患者，未能及时书写病历的，有关医务人员应当在抢救结束后6小时内据实补记，并加以注明。内容包括病情变化情况、抢救时间及措施、参加抢救的医务人员姓名及专业技术职称等。记录抢救时间应当具体到分钟。

（九）有创诊疗操作记录是指在临床诊疗活动过程中进行的各种诊断、治疗性操作（如胸腔穿刺、腹腔穿刺等）的记录。应当在操作完成后即刻书写。内容包括操作名称、操作时间、操作步骤、结果及患者一般情况，记录过程是否顺利、有无不良反应，术后注意事项及是否向患者说明，操作医师签名。

（十）会诊记录（含会诊意见）是指患者在住院期间需要其他科室或者其他医疗机构协助诊疗时，分别由申请医师和会诊医师书写的记录。会诊记录应另页书写。内容包括申请会诊记录和会诊意见记录。申请会诊记录应当简要载明患者病情及诊疗情况、申请会诊的理由和目的，申请会诊医师签名等。常规会诊意见记录应当由会诊医师在会诊申请发出后24小时内完成，急会诊时会诊医师应当在会诊申请发出后10分钟内到场，并在会诊结束后即刻完成会诊记录。会诊记录内容包括会诊意见、会诊医师所在的科别或者医疗机构名称、会诊时间及会诊医师签名等。申请会诊医师应在病程记录中记录会诊意见执行情况。[强调：（1）急会诊应精确记录会诊时间到分钟；（2）病程记录应反映会诊意见及执行情况。]

（十一）术前小结是指在患者手术前，由经治医师对患者病情所作的总结。内容包括简要病情、术前诊断、手术指征、拟施手术名称和方式、拟施麻醉方式、注意事项，并记录手术者术前查看患者相关情况等。

（十二）术前讨论记录是指因患者病情较重或手术难度较大，手术前在上级医师主持下，对拟实施手术方式和术中可能出现的问题及应对措施所作的讨论。讨论内容包括术前准备情况、手术指征、手术方案、可能出现的意外及防范措施、参加讨论者的姓名及专业技术职务、具体讨论意见及主持人小结意见、讨论日期、记录者的签名等。

（十三）麻醉术前访视记录是指在麻醉实施前，由麻醉医师对患者拟施麻醉进行风险评估的记录。麻醉术前访视可另立单页，也可在病程中记录。内容包括姓名、性别、年龄、科别、病案号，患者一般情况、简要病史、与麻醉相关的辅助检查结果、拟行手术方式、拟行麻醉方式、麻醉适应证及麻醉中需注意的问题、术前麻醉医嘱、麻醉医师签字并填写日期。

（十四）麻醉记录是指麻醉医师在麻醉实施中书写的麻醉经过及处理措施的记录。麻醉记录应当另页书写，内容包括患者一般情况、术前特殊情况、麻醉前用药、术前诊断、术中诊断、手术方式及日期、麻醉方式、麻醉诱导及各项操作开始及结束时间、麻醉期间用药名称、方式及剂量、麻醉期间特殊或突发情况及处理、手术起止时间、麻醉医师签名等。

（十五）手术记录是指手术者书写的反映手术一般情况、手术经过、术中发现及处理等情况的特殊记录，应当在术后24小时内完成。特殊情况下由第一助手书写时，应有手术者签名。手术记录应当另页书写，内容包括一般项目（患者姓名、性别、科别、病房、床位号、住院病历号或病案号）、手术日期、术前诊断、术中诊断、手术名称、手术者及助手姓名、麻醉方法、手术经过、术中出现的情况及处理等。

（十六）手术安全核查记录是指由手术医师、麻醉医师和巡回护士三方，在麻醉实施前、手术开始前和病人离室前，共同对病人身份、手术部位、手术方式、麻醉及手术风险、手术使用物品清点等内容进行核对的记录，输血的病人还应对血型、用血量进行核对。应有手术医师、麻醉医师和巡回护士三方核对、确认并签字。

（十七）手术清点记录是指巡回护士对手术患者术中所用血液、器械、敷料等的记录，应当在手术结束后即时完成。手术清点记录应当另页书写，内容包括患者姓名、住院病历号（或病案号）、手术日期、手术名称、术中所用各种器械和敷料数量的清点核对、巡回护士和手术器械护士签名等。

（十八）术后首次病程记录是指参加手术的医师在患者术后即时完成的病程记录。内容包括手术时间、术中诊断、麻醉方式、手术方式、手术简要经过、术后处理措施、术后应当特别注意观察的事项等。

（十九）麻醉术后访视记录是指麻醉实施后，由麻醉医师对术后患者麻醉恢复情况进行访视的记录。麻醉术后访视可另立单页，也可在病程中记录。内容包括姓名、性别、年龄、科别、病案号，患者一般情况、麻醉恢复情况、清醒时间、术后医嘱、是否拔除气管插管等，如有特殊情况应详细记录，麻醉医师签字并填写日期。

（二十）出院记录是指经治医师对患者此次住院期间诊疗情况的总结，应当在患者出院后24小时内完成。内容主要包括入院日期、出院日期、入院情况、入院诊断、诊疗经过、出院诊断、出院情况、出院医嘱、壮医及中医调护、医师签名等。[强调：（1）出院带壮医或中医汤剂处方书写需规范；（2）出院医嘱须含有壮医中医调护。]

（二十一）死亡记录是指经治医师对死亡患者住院期间诊疗和抢救经过的记录，应当在患者死亡后24小时内完成。内容包括入院日期、死亡时间、入院情况、入院诊断、诊疗经过（重点记录病情演变、抢救经过）、死亡原因、死亡诊断等。记录死亡时间应当具体到分钟。

（二十二）死亡病例讨论记录是指在患者死亡一周内，由科主任或具有副主任医师以上专业技术职务任职资格的医师主持，对死亡病例进行讨论、分析的记录。内容包括讨论日期、主持人及参加人员姓名、专业技术职务、具体讨论意见及主持人小结意见、记录者的签名等。

（二十三）病重（病危）患者护理记录是指护士根据医嘱和病情对病重（病危）患者住院期间护理过程的客观记录。病重（病危）患者护理记录应当根据相应专科的护理特点书写。内容包括患者姓名、科别、病案号、床位号、页码、记录日期和时间、出入液量、体温、脉搏、呼吸、血压等病情观察、护理措施和效果、护士签名等。记录时间应当具体到分钟。

采取壮医、中医护理措施应当体现辨证施护。

第二十四条 手术同意书是指手术前，经治医师向患者告知拟施手术的相关情况，并由患者签署是否同意手术的医学文书。内容包括术前诊断、手术名称、术中或术后可能出现的并发症、手术风险、患者签署意见并签名、经治医师和术者签名等。

第二十五条 麻醉同意书是指麻醉前，麻醉医师向患者告知拟施麻醉的相关情况，并由患者签署是否同意麻醉意见的医学文书。内容包括患者姓名、性别、年龄、病案号、科别、术前诊断、拟行手术方式、拟行麻醉方式，患者基础疾病及可能对麻醉产生影响的特殊情况，麻醉中拟行的有创操作和监测，麻醉风险、可能发生的并发症及意外情况，患者签署意见并签名、麻醉医师签名并填写日期。

第二十六条 输血治疗知情同意书是指输血前，经治医师向患者告知输血的相关情况，并由患者签署是否同意输血的医学文书。输血治疗知情同意书内容包括患者姓名、性别、年龄、科别、病案号、诊断、输血指征、拟输血成分、输血前有关检查结果、输血风险及可能产生的不良后果、患者签署意见并签名、医师签名并填写日期。

第二十七条 特殊检查、特殊治疗同意书是指在实施特殊检查、特殊治疗前，经治医师向患者告知特殊检查、特殊治疗的相关情况，并由患者签署是否同意检查、治疗的医学文书。内容包括特殊检查、特殊治疗项目名称、目的、可能出现的并发症及风险、患者签名、医师签名等。

第二十八条 病危（重）通知书是指因患者病情危、重时，由经治医师或值班医师向患者家属告知病情，并由患方签名的医疗文书。内容包括患者姓名、性别、年龄、科别，目前诊断及病情危重情况，患方签名、医师签名并填写日期。一式两份，一份交患方保存，另一份归病历中保存。

第二十九条 医嘱是指医师在医疗活动中下达的医学指令。医嘱单分为长期医嘱单和临时医嘱单。

长期医嘱单内容包括患者姓名、科别、病案号、页码、起始日期和时间、长期医嘱内容、停止日期和时间、医师签名、执行时间、执行护士签名。临时医嘱单内容包括医嘱时间、临时医嘱内容、医师签名、执行时间、执行护士签名等。

医嘱内容及起始、停止时间应当由医师书写。医嘱内容应当准确、清楚，每项医嘱应当只包含一个内容，并注明下达时间，应当具体到分钟。医嘱不得涂改。电子病历中医嘱需要取消时，应当在显示“执行”栏显示红色“取消”字样并医师签名。

一般情况下，医师不得下达口头医嘱。因抢救急危患者需要下达口头医嘱时，护士应当复诵一遍。抢救结束后，医师应当即刻据实补记医嘱。

第三十条 辅助检查报告单是指患者住院期间所做各项检验、检查结果的记录。内容包括患者姓名、性别、年龄、住院病历号（或病案号）、检查项目、检查结果、报告日期、报告人员签名或者印章等。（强调重要检查做到“医嘱、病程录、报告单”统一）

第三十一条 体温单为表格式，以护士填写为主。内容包括患者姓名、科室、床号、入院日期、病案号、日期、手术后天数、体温、脉搏、呼吸、血压、大便次数、出入液量、体重、住院周数等。

第五节 打印病历内容及要求

第三十二条 打印病历是指应用字处理软件编辑生成并打印的病历（如Word文档、WPS文档等）。打印病历应当按照本规定的内容录入并及时打印，由相应医务人员手写签名。

第三十三条 医疗机构打印病历应当统一纸张、字体、字号及排版格式。打印字迹应清楚易认，符合病历保存期限和复印的要求。

第三十四条 打印病历编辑过程中应当按照权限要求进行修改，已完成录入打印并签名的病历不得修改。

第二章

壮医望、询、闻、按、探诊（五诊）

第一节　壮医望诊

（一）望“巧坞”（大脑）

壮医认为“巧坞”是人的精神意识、神志活动的主宰。“巧坞”的表现，按“巧坞”的正常、坏和病情的轻、重可划分为“巧坞”常、“巧坞”亏、“巧坞”坏、“巧坞”将崩四种。还有以神志失常为主要表现的“巧坞”乱。其临床表现和意义如下：

1.“巧坞”常：神志清楚，呼吸平稳，语言清晰，面色荣润，动作自如，反应灵敏。提示“嘘”（气）“勒”（血）充足，“巧坞”得养，为健康的表现，或虽病而正气未伤，属病轻。

2.“巧坞”亏：精神不振，面色少华，肌肉松软，倦怠乏力，少气懒言，动作迟缓。提示“嘘”（气）“勒”（血）轻度损伤，机体功能较弱，多见于轻病或恢复期病人，亦可见于体质虚弱者。

3.“巧坞”坏：精神萎靡，面色无华，两目晦暗，呼吸气微或喘促，语言错乱，形体羸弱，动作艰难，反应迟钝，甚则神志不清。提示正气大伤，“嘘”

（气）“勒”（血）亏虚，多见于慢性久病病人，属病重。

4.“巧坞”将崩：久病重病突然神志清醒，目光转亮或浮光外露，言语不休，语声清亮，欲进饮食，想见亲人，面色无华而两颧泛红如妆。其局部表现的“好转”与整体病情恶化不相符合。提示“嘘”（气）“勒”（血）极度衰竭，阴阳即将离诀，属病危。常是重病病人临终前的表现。

5.“巧坞”乱：神志失常或精神错乱，口眼歪斜、半身不遂，或表情淡漠，神志痴呆，喃喃自语，哭笑无常，或胡言乱语、打人毁物，不避亲疏，或突然昏倒，口吐涎沫，两目上视，四肢抽搐，醒后如常。多为热毒盛，或风毒、痰毒、逆阻“巧坞”所致。

（二）望面色

通过观察病人面部皮肤色泽来诊察病情。

常色：红黄隐隐，明润含蓄。

病色：面色枯槁晦暗。

青——寒毒、痛症、瘀毒。

赤——热毒，亦可见于虚阳浮越病症。

黄——湿毒、咪胴（胃）虚。

白——“勒”虚、寒毒、阴盛阳衰。

黑色——咪腰（肾）虚、血滞龙路、寒水毒内盛。

（三）壮医“勒答”（目）诊

是指观察“勒答”（目）白睛上的龙路脉络和斑点的形色，瞳仁的色泽、穹窿、位置结构等的动态变化等来判断疾病的病位与病性的诊察方法，是壮医自成体系和独具特色的诊察疾病的方法，是望诊的重要内容之一。（表1、图1）

表1　白睛诊法定位表

时钟点位	反应区（右眼）	反应区（左眼）
1	心	十二指肠、肺、支气管
2	肝、胆、脾、大腿	上肢左肩
3	咽喉、鼻	左腋胁

续表

时钟点位	反应区（右眼）	反应区（左眼）
4	小腹、肠	下肢
5	膀胱	直肠
6	胃、睾丸、子宫、前列腺、卵巢、输卵管（左眼、右眼同）	
7	直肠	膀胱
8	下肢	小腹、肠
9	右腋胁	咽喉、鼻
10	右肩上肢	肝、胆、脾、大腿
11	十二指肠、肺、支气管	心
12	颈椎、胃、脊椎	颈椎、胃、脊椎

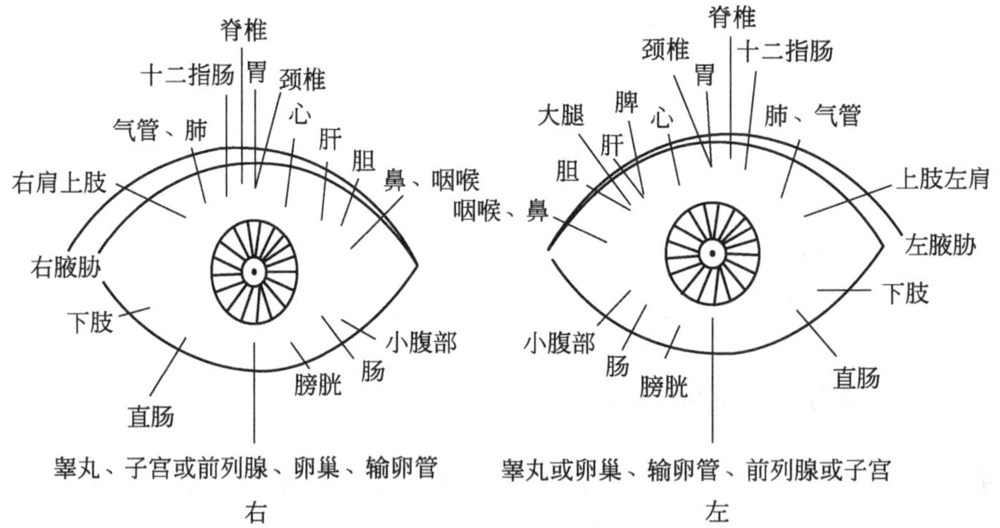

图1 白睛诊法定位规律图

1.壮医目诊总体原则

（1）白睛脉络着色深（深红、绛红）为久病；脉络着色浅（粉红、鲜红）为新病，或病较轻。

（2）白睛脉络弯曲较多，弯度较大为重病、势急、痛症；脉络弯曲较少，弯度较小为轻病、势缓。

（3）白睛脉络粗大、红活、色鲜为实证；脉络细小、浅淡、色暗为虚证。

（4）白睛脉络边缘浸润混浊，界限不清，为挟有湿气；脉络边缘清晰可辨，则无湿气。

（5）白睛脉络散乱多为有风、有痰。

（6）白睛脉络多且集中靠近瞳孔者为多火。

（7）白睛脉络散、细，靠近眼球边缘多为有寒。

（8）白睛上有黑斑为内有瘀血，有蓝黑斑则为虫积。

（9）白睛脉络上有瘀血点为内伤和瘀血。

（10）黑睛周边变白，为有血热、血瘀及脉络硬化症（相当于脑血管硬化、动脉粥样硬化）也是衰老症及眩晕头痛的体征。

壮医目诊有定位规律，概括如下：

着色深浅判新久，弯曲频率别轻重，
脉络混浊有湿毒，脉络散乱为风毒，
脉络近瞳属于火，脉络靠边属于寒，
黑斑瘀来蓝斑虫，目诊仔细辨分明。

2. 白睛诊法的定性

（1）望白睛血管的形态

① 根部粗大：若见局部血管根部粗大，多属顽固性疾病，病程长，多有器官损害。如心脏病、慢性肾病等，多见此状。

② 曲张或怒张：若见相应区域血管呈怒张状，多属血瘀症或病情较重、较急。如急性肺炎、急性肝炎等，可见此现象。

③ 延伸：指血丝很长，延伸到其他区域，这多表示病情的发展方向以及疾病的范围，说明该部位疾病向另一部位发展或转移。如腰腿痛（坐骨神经痛）、上肢痛、骨髓炎等，可见此现象。

④ 离断：指延伸的血管在一定部位或中间突然中断，也有的被黑色淤血点分隔开，此征往往表示该部位器官局部血液循环障碍或血管狭窄、阻塞等。常见于颈椎病、输卵管闭塞、脉管炎等。

⑤ 分叉：白睛上的血管状若树枝样分叉，表明该器官炎症的播散、扩张或血液供应障碍。如痔疮，可以从血管分叉条数来判别痔核的多少及大小。

⑥ 隆起：血丝浅表、明显、红活，多在球结膜上，表示该病为急病、新病，或者为急性炎症开始，如十二指肠球部溃疡、尿路感染等，多见此现象。

⑦ 雾斑：即片状青紫斑，像淤血凝集成一模糊小片。多属于气滞血瘀症

（虫积除外）。提示患者有该部位的胀痛症状。如在肝、胆区见此症，多提示有肝气郁结症状。如见于女性还可提示有乳房疾病，如乳腺小叶增生等。

⑧ 黑点：即血管末端的黑色瘀点，往往与雾斑相兼出现，一般多属血瘀症。提示该病病程长，症状重，损伤大。可见于肝硬化、陈旧性损伤（包括手术伤口），如见于儿童，则多提示为虫积。

⑨ 黑圈：在观察白睛时，还可以见到一种比黑点稍大的黑色圆圈，这不仅是一种严重的瘀血症状，而且提示在该部位，已有包块状肿块出现，必须高度警惕，注意其他体征，并建议患者进一步检查，以便探明病情。

⑩ 螺旋形状：如在白睛上见到螺旋形状血管，表示躯体内血液循环严重障碍或者是气滞血瘀、血流不畅导致血络挣扎延伸。临床往往有疼痛（刺痛、灼痛）。部分癌症患者也常见。

⑪ 蜘蛛网状：蜘蛛网状血管，提示患者有风痰、有瘀。可见于哮喘病，提示由于血液供氧不足造成侧支循环的建立，同时，也由于长期哮喘，血管破裂、散乱等导致此现象出现。

⑫ 叶脉状：即血丝像叶脉状分枝，这表示体内严重血液循环障碍，或者是体内瘀血症。临床上癌症患者多见。

⑬ 横行血丝：即指白睛上部的血管横行走向，呈“一”字形。一般正常人或普通疾病患者，眼球上半部血丝呈纵行，向瞳孔方向纵行走向。如呈横行血丝走向，则提示患者有消化系统方面的严重病变。

⑭ 贯瞳：即指血丝延伸进入黑睛，或穿过黑睛，俗称赤脉贯瞳。其中又以1条赤脉为病轻，2～3条赤脉为病重；又以赤脉不穿过瞳神为病缓，穿过瞳神为病急。临床上见到此现象，多有淋巴系统严重疾病。

（2）望白睛血管的颜色

① 鲜红：多为新病、急病、热病。

② 紫红：多为邪热入营，灼津为痰，灼血为瘀，即热盛。

③ 深红：表示症状加重、加深，也表示病情恶化。还有学者认为是病邪由表传里入中脏腑，并认为此象若出现于球结膜上为腑病；若出现于巩膜上为脏病，是邪盛正未虚，邪正相争的阶段。

④ 红中带黑：多为新病久治不愈，入里化热，热炽血滞，瘀血内生。一般表示病程长，瘀血重，邪热盛，正气始虚。

⑤ 红中带黄：提示病情好转，病势减轻。因为黄为胃气的征象，也为瘀血化解后的表现。

⑥ 淡黄：为病将愈，或该病症已消失。如果血丝颜色淡黄略红，表明病情好转，但尚有余热未清。

⑦ 浅淡：属虚症、寒症，提示机体相应脏腑的气血不足、寒凝气滞、血行不畅。另外，白睛血丝浅淡有时也属正常现象，但两者的区别是：病变者血丝多而乱，正常者血丝少而直。

⑧ 暗灰色：为陈旧性病灶，多见于肺结核、肝炎、虫积等病痊愈后留下的痕迹。其多见于巩膜上的血管发生变化后，由于疾病重、时间长、损害大，所以血管变化后不易复原，从而长期留下"烙印"。具有提示既往病史的意义。

（四）壮医甲诊

是通过观察指甲的形色和质地的变化来判断病情的诊察方法。

1.察指甲的颜色：正常指甲淡红润泽，其色过深过浅均提示有疾病（天气变化等影响除外）。压按甲尖后，指甲由红润变为白色，放开后马上恢复原色。观察指甲的颜色，实际上主要是透过透明的甲体察看甲床的颜色。

（1）自然观察：在自然俯掌平放的情况下，直接地观察指甲的颜色，来诊察病情。其内容分述如下：

① 甲色鲜明多为新疾、轻病，甲色晦暗多为宿疾、重疾。

② 甲色过深，色鲜红或深红为热毒，甲色绛红为热毒深重。

③ 甲色青紫或紫黑为寒毒或热毒血壅、龙路火路瘀阻。

④ 甲色苍白多为"嘘"（气）"勒"（血）不足，或为寒毒。

⑤ 甲床有絮状白点或白斑为谷道功能不足。

⑥ 甲床面有芝麻状的黑点，提示曾有外伤史。

（2）按甲观察：在自然俯掌平放的情况下，配以拇指用适当的力度按压甲尖或以拇指和食指用适中的力度按压指甲两侧，再观察指甲的颜色和颜色形成的形状及其变化情况来诊察病情。其内容分述如下：

① 按压甲尖然后放开，甲色不恢复或久久未恢复为红润色，表示"嘘"（气）"勒"（血）不足，龙路和火路网络不得充盈，或内有寒毒、龙路不畅。

② 按压左手食指的指甲两侧，如果红色归于指甲尖，为"咪心头"（心）有疼痛；红色上升变黄，为"咪心头"（心）有热毒。

③ 按压右手食指的指甲两侧，红色散为呼吸不利、声嘶哑；红色归根为"咪钵"（肺）有疾病。

④ 按压左手中指的指甲两侧，如红色归于下，为人不舒畅；红色归指尖，为经常出现头晕头痛。

⑤ 按压右手中指的指甲两侧，红色散变丝状，为四肢无力；红色升有黄色，为消化不良；红色归于两边，中间出现白色，则手足尖必有麻木感；若无红色或呈灰色，为全身软弱无力。

⑥ 按压左手无名指的指甲两侧，红色散开，为有腰痛现象。红色归根部，为有手足麻木；指甲双外侧有红色，中间无红色，定是耳鸣或耳聋；红色沿手指甲两边散开、有黄色者，属月事不调；其血色出现半圆形者，必是妊娠。

⑦ 按压右手无名指的指甲两侧，红色向上升者，为有身骨酸累；出现灰紫色，则脊骨两边到头部均有疼痛；指甲两旁有红色，中间无红色，为有关节疼痛；上端无红色，为有夜尿多；全部无红色或呈灰紫色，则有膀胱痛或淋病。

2.察指甲质地：正常指甲质地表面光滑、厚薄均匀、质地坚韧。

（1）甲体呈细小竖条纹路，或甲软而不坚，为“嘘”（气）“勒”（血）不足，指甲失养。

（2）甲薄而脆，色鲜红，为阴衰阳盛；色淡白或苍白，甚至易断裂，主“勒”（血）不足，常见于久病体弱，营养不良者。

（3）若指甲增厚，凹凸不平，为湿热痰饮诸毒内阻，尤以水湿之毒多见。

（4）甲体中间凸起，两边凹陷，呈明显弓形，表示有痰毒阴邪内聚，甚或有癥积肿块。

3.察月痕：月痕在指甲根部，呈一弯新月的形状。健康男性的拇指月痕约占3毫米，自食指、中指、无名指依次递减，女性的月痕略小。

（1）月痕暴露太多，为内脏“嘘”（气）“勒”（血）亏虚，阴精外泄。

（2）月痕暴露太少，甚或全无，为阳衰而寒毒内盛，主寒毒阴证。

4.主要甲象

（1）葱管甲：甲体柱面过度弯曲如卷筒状，甲面粗糙无华，杂有青灰色而欠透明，甲色暗淡，月痕萎缩枯涩，甲襞相对隆起。主“嘘”（气）“勒”（血）久亏，失于荣养。

（2）蒜头甲：末节指端异常粗大而甲板增宽如蒜头，甲面粗糙，透明度差，月痕干涩，甲襞粗糙。主血滞内阻。常见于与“咪心头”（心）、“咪钵”（肺）壅塞有关的疾病。

（3）竹笋甲：甲体各层疏松，似竹笋样剥离，质地疏脆，甲面灰白，混浊不清，月痕苍白不清，甲襞不整。主久病正气亏虚，或风毒寒毒内闭。

（4）鱼鳞甲：甲板干涩粗糙，似干枯之鱼鳞，有散在凹点，甲色晦暗有瘀斑，月痕萎缩，甲襞边缘散落皮屑而不整。主谷道不足，“咪胴”（胃）“嘘”（气）亏虚，或“咪腰”（肾）虚，或为水毒湿毒内留之征。

（5）瘪螺甲：甲面塌缩如螺靥，甲板干涩无光泽，甲色苍白，月痕白如铅粉，甲襞皱缩灰枯。常见于毒邪内袭，谷道失常，暴吐暴泻之瘪螺痧、绞肠痧、霍乱等。

（6）鹰爪甲：甲尖向指端过度弯曲，甲体偏厚，甲面粗糙不透明，甲床可见斑纹瘀点，月痕浅淡，色涩枯槁，甲襞挛缩。多因“勒”（血）滞内阻，龙路和火路不畅，关节筋肉失养所致。常见于痿、痹、痉病、风湿诸症。天疱疮、银屑病、顽疮痼疡等亦可形成鹰爪甲象。

（7）羹匙甲：甲体中间凹陷，状如羹匙。甲板干枯分层易裂，甲色淡白，月痕枯涩，甲襞干枯，边缘剥脱。为谷道、“咪胴”（胃）功能失调，“嘘”（气）“勒”（血）亏虚，长期营养不良之故。常见于重病久病、小儿疳积、五软五迟、癥积后期等病。

（8）扭曲甲：甲体扭曲畸形，甲面纵线与横弧呈不规则的曲折线，甲床有暗斑点，月痕不显，甲襞边缘不整。主“咪叠”（肝）郁，日久不散，“勒”（血）行阻滞，某些癥积病变。

（9）嵴棱甲：甲体棱线成脊状突起，甲板多层次交错而不透明，甲床夹杂斑纹瘀点，月痕粗涩，甲襞呈齿边缘。主“咪腰”（肾）阴衰阳盛，“咪叠”（肝）气横逆，甚则化火。

（10）横沟甲：甲体呈横沟状凹陷，甲板各层次疏松，甲面灰白无华，甲床带纹瘀斑，月痕如积垢，甲襞与甲根结合不齐。主“嘘”（气）“勒”（血）亏虚，或“咪叠”（肝）有热毒，或“咪钵”（肺）热毒炽盛，或风燥之毒滞于肌肤。

（11）软薄甲：甲体质软畸形，萎缩变薄，可甲板破损，甚或脱落，甲色淡白，时现瘀点，月痕缩小苍白，甲襞苍白，皮屑剥落。主虚。乃“嘘”（气）“勒”（血）不足，或“勒”（血）滞龙路，火路不通，精华不布，或发育迟滞所致。常见于虚劳诸不足之疾。

（12）粗厚甲：甲体粗糙，明显增厚，色灰白无华，混浊不明，或见点状凹凸，甲床枯涩，月痕苍枯。为“嘘”（气）亏“勒”（血）损，风毒燥毒内胜所致。常见于多种皮肤病，如甲癣等。

（13）脆裂甲：甲体易碎易裂，甲尖断面可见层状分离，甲床枯涩有斑点，月痕苍白混浊。主“勒”（血）亏精损，风燥之毒偏胜。

（14）胬肉甲：甲襞臃肿增厚突起，皱襞侵入甲床，甲板缺损而混浊不明，甲床潮红，胬肉遮蔽月痕。主“条根埃”（谷道）紊乱，“咪胴”（胃）中阻滞，湿热毒邪内阻，或血有热毒。

（15）萎缩甲：甲体萎缩如枯叶，甲根处可有如初生之虫翅的嫩甲，甲板部分或全部缺损，甲床干枯，无甲处粗涩，月痕退缩，甲襞常缺损。主“咪心头”（心）不足，“勒”（血）亏不荣。

（16）暴脱甲：指甲自行脱落，甲床光秃干燥，苍白无华，甲襞残缺，甲沟显露。主“咪叠”（肝）“咪腰”（肾）大亏，精涸阴竭，为重危之候。

（17）白色甲：指甲质地疏松，枯白无华，月痕枯涩如白粉，甲襞边缘皱缩，部分剥离。主寒毒内盛，或“勒”（血）亏。

（18）红紫甲：指甲色红紫，压之甲床呈红色或深紫色，月痕色呈淡红紫，松压后复原稍快。主热毒、火毒、痧毒、暑毒等。

（19）紫绀甲：指甲呈紫绛色，压之难消，月痕晦暗紫绛，甲襞干涩深紫，边缘瘀滞。主火毒极盛，攻于内脏，或扰乱“巧坞”（大脑）。

（20）青紫甲：指甲呈青紫色，压甲根，甲床泛现青紫色，月痕干涩，甲襞褐赤瘀滞，边缘斑驳不整。主火毒极重，痰毒极盛，风毒内动，或“巧坞”（大脑）已乱之证，为危象。

（21）蓝色甲：全甲呈蓝色，压之难退色，月痕混浊无光。主毒蕴内脏，病情重笃。

（22）黄色甲：甲呈黄色，多为湿热毒邪所致之黄病。

（23）黑色甲：指甲色黑，甲根黑如炭，甲床有暗黑斑，月痕呈棕灰色，主寒毒极盛、“勒”（血）滞不行，或热毒极盛，阴伤水涸。久病见黑甲，多为“咪腰”（肾）亏极。

（24）斑点甲：甲板或甲床上有粗糙的各色斑点。白斑常见于“嘘”（气）郁胸中所致之胸满、胀闷、咳喘等症。黄斑与湿毒、热毒内盛有关。青斑为寒毒、虫毒内积，紫赤斑为热毒，风毒内动，血滞内阻龙路和火路之络，常见于心胸痹痛等症。

（25）蛀蚀甲：甲面如虫蚀状，显现条状斑纹，夹稀疏瘀点，甲床瘀滞呈片状斑纹。多属“咪胴”（胃）“咪虽”（肠）不足，“条根埃”（谷道）不运，精华不布，常见于疳积、虫积，或久病卧床者。

（26）啃缺甲：甲体残缺不全，疏松软化，或甲体凹陷，甲面无光泽，甲沟发红，甲床带瘀斑多见于偏嗜食物、食积、虫积之症。

（27）癥瘕甲：甲面凹凸不平，甲层粗涩，甲下积聚赘瘤，月痕畸形。多为“嘘”（气）“勒”（血）运行不畅，龙路、火路瘀阻，致成癥积之病。

（五）舌诊

正常舌象：舌色淡红鲜明，舌质滋润，舌体大小适中，柔软灵活，舌苔均匀薄白而润，简称“淡红舌，薄白苔”。舌诊主要观察舌质和舌苔两方面。

舌质包括舌的神、色、形、苔和舌下脉络，以侯虚与毒。如：淡白舌——虚、寒毒；红绛舌——热毒；青紫舌——瘀；舌苔包括舌的苔质、苔色，以测毒的性质与深浅。如：白苔——寒毒；黄苔——热毒；灰黑苔——苔灰黑润滑、舌淡，为寒毒极盛；灰黑干燥，舌红绛，为热毒极盛。

第二节　询　诊

询诊是对病人或陪诊者进行有目的的询问，以了解疾病起始、发展及治疗经过、现在症状及其他与疾病有关的情况，来诊察疾病的方法。询诊是壮医诊察疾病常用的重要方法之一，具有重要地位。

壮医询现在症：一询寒热二询汗，三询头身四询寝，五询饮食六询便，七询情志八询男，九询经带十询儿。

第三节　闻　诊

闻诊包括听声音和嗅气味。

（一）听声音

如：语声重浊——外感风寒；呻吟——多为身痛，久病正弱；叹息——气郁；肠鸣，伴腹胀、食少——多为“咪胴”（胃）“咪虽”（肠）气虚。

（二）嗅气味

是指嗅辨与疾病有关的气味，包括病体的气味、排出物气味，以及病室的气味。

如：口气酸臭——为“咪胴”（胃）“咪虽”（肠）食毒；产后恶露臭秽——多为湿热毒邪下注；室内有腐臭——病情危重，内脏败坏征兆。

第四节 按 诊

按诊是通过切按脉搏和触按病体有关部位来测知脉象变化及有关异常征象，以了解病体的变化情况的诊察方法。包括脉诊和触诊。

（一）脉诊

1.正常脉象：从容和缓，流利有力；

2.病脉：浮脉——主表；沉脉——主里；迟脉——主寒；数脉——主热；滑脉——主痰湿；细脉——主虚；弦脉——主肝胆病、痛症。

3.壮医脉诊方法：单手三指四肢脉诊法。

（1）上肢脉诊部位：均选用上肢屈侧脉搏。上臂内侧上段脉，一般候头、项、咽的疾病；上臂内侧下段脉（近肘窝处），一般候胸部、“咪心头”（心）的病变。前臂内侧上段桡侧脉候腰部的疾病，尺侧脉候谷道、“咪叠”（肝）“咪背”（胆）的病变。前臂内侧下段桡侧脉候上肢肩背的疾病。尺侧脉候下肢腿、膝的病变，中线脉候谷道、“咪胴”（胃）的疾患。手掌心部脉候“嘘”（气）“勒”（血）的亏盈。

（2）下肢脉诊部位：取腘窝脉搏。外侧脉候腰、腿的疾病；内侧脉候水道、咪小肚（肠）及咪花肠（胞宫）和男子咪麻（睾丸）的病变；中部脉候谷道、“咪胴”（胃）和“咪虽”（肠）的疾病。

4.常见病脉与主病

（1）急脉：脉来急疾，每分钟90次以上。主热毒、火毒为患，疼痛。

（2）慢脉：脉来缓慢，每分钟60次以下。主寒毒、湿毒内困，疼痛。

（3）大脉：脉形阔大，充盈饱满。主热毒、毒盛，阳证。

（4）小脉：脉形细小，松弛软弱。主寒毒、正虚，阴证。

（5）上脉：脉位较表浅。主毒邪较浅。

（6）下脉：脉位较深在。主毒邪较深。

（7）冷脉：脉动部位之肌肤冷凉。主寒毒。

（8）热脉：脉动部位之肌肤温热。主热毒。

（二）触诊

触诊是医生用手直接触摸或按压病人某些部位，就了解局部冷热、润燥、软硬、压痛、肿块或其他异常变化，从而推断疾病部位、性质和病情轻重等情况的诊察方法。如：触诊肌肤凉热、润燥就可了解“嘘”（气）“勒”（血）水液盈亏；摸局部腧穴、肿胀部位、肿块形态、有无疼痛；按压查明组织弹性、肿物大小、软硬、移动度等。

第五节 壮医探诊

探诊是以一定的物质作用于病体，观察病体的反应，或取病体的头发、“勒”（血），观察其形色，来诊察病情的方法。

第六节 壮医望、闻、探、按诊示例

（一）颈椎病壮医望、闻、探、按诊

1.望诊：“巧坞”常，甲诊见甲面色淡，甲体稍厚，月痕浅淡；目诊可见白睛12点位脊柱反应区血脉增粗或曲张、螺旋状，向心、向左右两侧延伸甚至离断，脉络中间可见瘀点或瘀斑，脉络色鲜红或深红，黑睛左12～1点（右11～

12点）颈枕反应区色彩浓厚，颜色变暗，可见黑线或白色同心环。

2.闻诊：未闻及特殊气味。语言流利，呼吸均匀，未闻及咳嗽、呃逆、嗳气、哮鸣、呻吟等。

3.探、按诊

（1）壮医经筋摸结：手太阳筋经（肱三头肌长短头、冈上肌、冈下肌、大圆肌、小圆肌、三角肌、肩提胛肌、头夹肌、胸锁乳突肌上部），手少阳筋经（肱三头肌的长短头、三角肌、斜方肌、颈阔肌），手阳明筋经（肱三头肌外侧头、三角肌的外侧及前侧、颈阔肌），足太阳筋经（头夹肌、头半棘肌、斜方肌、背阔肌、胸大肌上半部和胸锁乳突肌等）有筋节点、条索状改变。

（2）可在手三阳经筋沿线摸及胸锁乳突肌上、中、下筋结，颞肌筋结，三角肌筋结，旋后肌筋结，斜方肌筋结，肩胛提肌上、下筋结，菱形肌筋结，枕大神经筋结，肩胛骨脊柱缘筋结等痛性筋结点。

（二）腰椎病壮医望、闻、探、按诊

1.望诊："巧坞"常，甲诊见甲面色淡，甲体稍厚，月痕浅淡；目诊可见白睛12点位脊柱腰背反应区、左眼4点（右眼8点）下肢反应区血脉增粗、曲张或怒张、呈螺旋状，向心、向左右两侧延伸甚至离断，脉络中间可见瘀点或瘀斑，脉络色鲜红或深红。

2.闻诊：未闻及特殊气味。语言流利，呼吸均匀，未闻及咳嗽、呃逆、嗳气、哮鸣、呻吟等。

3.探、按诊

（1）壮医经筋摸结：足太阳筋经（腓肠肌腱、腓骨短肌腱、腓肠肌内外侧头、股二头肌、半腱肌、半膜肌、臀大肌、头夹肌、头半棘肌、斜方肌、背阔肌、胸大肌上半部和胸锁乳突肌等），足少阳筋经（腓骨短肌、腓骨长肌、股直肌、股外侧肌及股间肌、臀大肌、腹外斜肌、前锯肌、胸大肌等），足阳明筋经（胫骨前肌、股直肌、股外侧肌、股内侧肌、腹直肌、胸大肌、颈阔肌）有筋节点、条索状改变。

（2）腰椎间盘突出症分足三阳经筋摸结法：足太阳经筋手触摸结，可查到跟腱（跟点）、腓肠肌（腓点）、腘绳肌（腘点）、股二头肌（股点）、突出病变部位棘突旁（棘点）压痛，放射痛、患侧骶棘肌痉挛等筋结点，压痛明显；跟臀试验阳性。足少阳经筋手触摸结，可查到腓骨长肌（腓骨点）、股四头肌外侧肌（股外点）、阔筋膜张肌（阔点）、梨状肌（梨点）、臀大肌（臀点）、髂肋肌（髂点）等筋结，压痛或放射痛。足阳明经筋手触摸结，可查到足踇长伸肌（足踇长点）、股四头肌内侧肌（股内点）、腹股沟（沟点）、腰大肌（腰点）等筋结，压痛明显。直腿抬高试验阳性。

（三）膝关节骨性关节炎壮医望、闻、探、按诊

1. 望诊："巧坞"常，甲诊见甲面色淡，甲体稍厚，月痕浅淡；目诊可见网络血脉遍布双眼白睛（巩膜），粗细不均，左眼4点（右眼8点）下肢反应区血脉增粗、曲张或怒张、呈螺旋状，向心、向左右两侧延伸甚至离断，脉络中间可见瘀点或瘀斑，脉络色鲜红或深红。

2. 闻诊：未闻及特殊气味。语言流利，呼吸均匀，未闻及咳嗽、呃逆、嗳气、哮鸣、呻吟等。

3. 探、按诊：以足三阳经筋在患病关节的分布范围查出3～5处痛性筋结点，常见的筋结点有胫外筋结、股直肌筋结、股外侧肌筋结、膝外筋结、比目鱼肌筋结、腘绳肌筋结、股二头肌筋结、膝眼筋结等。

第三章

壮医诊断（节选）

Binghcieng［病瘴］——（流行性感冒）；
maekman［麦蛮］——（风疹）；
Baenzmaeg/Maegbingh［墨病］——（哮喘）；
Hozinma［货烟妈］——（咽喉炎/扁桃体炎）；
Dungxin［胴尹］——（胃痛/胃炎）；
Baenzfoeg［笨浮］——（水肿）；
Gyaeujin［巧坞尹］——（头痛）；
Hwetin［核尹］——（腰痛）；
Ninzmboujndaek［年闹诺］——（失眠）；
Oknyouhvan［屙幽脘］——（糖尿病）；
lingzcah［令扎］——（强直性脊柱炎）；
Baeznong［呗脓］——（痈疮肿毒）；
Conghhaex［仲嘿奴］——（肛瘘）；
baenznaenghau［嗙能豪］——（白癜风）；
Binghlwed［兵淋嘞］——（崩漏/功能性子宫出血）；
hoziuin［活邀尹］——（颈椎病）。

第四章

壮医证型

壮医证型分为阴证和阳证。

阴证多表现为神疲、倦怠、乏力、畏寒肢冷、舌淡、苔白、面色㿠白、指甲苍白，脏腑气血骨肉、三道两路功能衰退等。

阳证多表现为面色红、发热、肌肤灼热、烦躁不安、呼吸气粗、小便黄赤、舌红、苔黄，目诊见“勒答”红丝明显、甲床红紫等。

第五章

壮医辨病辨证依据示例

患者女性，66岁，因“反复双膝疼痛3年，加重1月”入院。症见：双膝疼痛，行走时刺痛，下蹲困难。舌质紫暗，苔白，脉涩，“勒答”上龙脉脉络暗红、延伸、弯曲、末端有瘀点，活动时关节常有“喀喇”声，双膝关节按压痛，五诊合参，本病属于壮医“骆芡”范畴，缘于患者久病不愈，三道两路瘀滞不通，天地人三气不能同步运行而发此病。气血瘀阻不通，故关节刺痛，痛有定处，屈伸受限；舌质紫暗，苔白，脉涩，“勒答”脉络色暗红，末端有瘀点，属瘀阻之征，故证属阴证-瘀阻型，病位在关节。

第六章

壮医鉴别诊断示例

骆芡（骨关节炎）壮医鉴别诊断。

骆芡（骨关节炎）可与隆芡（痛风）相鉴别。共同点为两者均可见关节疼痛。不同点为隆芡是以关节红、肿、热、痛猝然发作，迅速加重，疼痛剧烈，拒按，遇热加剧为主要临床表现，中青年男性多见，通常为单关节发作性肿痛，进食肥甘厚腻及饮酒后易诱发为特点，关节肿痛缓解后活动如常人；而骆芡以老年人多见，有关节疼痛、肿胀，鲜有关节潮红，活动关节时有“喀喇”声为特点。本病特点与隆芡不同，故可鉴别。

第七章

壮医方药、方解示例

壮医诊断：隆芡—阳证（风湿热型）

壮医治法：清热毒，除湿毒，祛风毒，消肿痛。

方药：肿节风15g、忍冬藤15g、萆薢15g、车前草10g、透骨草10g、徐长卿9g、路路通10g。

方解：方中肿节风味苦、辣，性平，清热毒、祛风毒、除湿毒，通龙路、火路，消肿痛；忍冬藤味甜、性寒，清热毒、除湿毒、祛风毒，通气道、火路；两药共奏清热解毒祛风，合为主药。萆薢味苦、性平，利湿浊、祛风湿、通水道；车前草味甘、性寒，清热利湿、利水通淋、通水道；徐长卿味辣，性热，祛风毒、除湿毒，调龙路、火路，通谷道；透骨草味辣、苦，性热，祛风毒、除湿毒、消肿痛；四药合为帮药清热利湿，辅助主药清热利湿之功。路路通味苦、性平，调火路、通水道、除湿毒，带药引毒外出。全方共奏清热毒、除湿毒、祛风毒、消肿痛，疏通水道及龙路、火路之功。

注：(1）壮药目录参考《广西壮族自治区壮药质量标准》第三卷（2018年版），广西科学技术出版社出版；(2）壮医方剂目录参考全国中医药行业高等教育“十三五”规划教材、全国高等中医药院校规划教材《壮医方剂学》（第十版），中国中医药出版社出版。

第八章

病历示例

第一节　示例一

入院记录

姓名：周××　　　性别：男　　　年龄：42岁　　　民族：××

籍贯：××××××　　　　　婚姻：已婚　　　职业：无业人员

出生地：××××××　　　　身份证：××××××

住址：××××××　　　　　单位：××××××

联系人及电话：××××××　　病史陈述者：患者本人

发病节气：秋分　　　　　　　入院日期：××××-××-××

主诉：反复四肢关节对称性肿痛10年。

现病史：患者自诉于10余年前无明显诱因出现右足趾红肿疼痛，呈持续性胀痛，与进食无关，与天气变化有关，未在意，后出现左足、双踝、双膝、双肩、双肘、双手指肿痛、活动不利，伴晨僵，持续时间超过1小时，遂至高州市人民医院就诊，查RF（+），诊断为“类风湿关节炎”，给予药物口服（具体不详），关节肿痛可减轻，但易反复，服药约3年自行停药，后关节肿痛时在当地诊所行局部注射治疗（具体药物不详），注射后关节肿痛可减轻，持续治疗约2

年，仍易反复，后服用“保泰松2片qd”“醋酸泼尼松2片qd”治疗，服药后关节肿痛减轻，服用3年余，出现面部肿胀，于今年3月停用，更换为私人诊所自制“特效风湿骨痛灵”药粉，服药时关节肿痛缓解，停药反复，现为进一步诊治来我院门诊就诊，门诊拟“类风湿关节炎”收治入院。入院症见：多关节对称性肿痛，以双腕、双肩为甚，活动受限，晨僵，持续时间大于1小时，平素易觉腰膝酸软。患者自发病以来无反复发热，无肢体麻木，无光过敏，无口腔溃疡，无大量脱发，无皮疹，无口干、眼干、牙齿片状脱落，无双手遇冷变色等不适，目前无头晕头痛、胸闷心慌、腹胀腹痛，饮食、睡眠可，二便调，近期体重无明显变化。

患有高血压病史5年余，最高时收缩压达220mmHg，舒张压不详，既往未服用药物控制血压，未监测血压，今年7月服用药物（具体不详）控制血压，血压控制不详。患有骨质疏松病史，未系统治疗。

既往史：2020年7月外院诊断“腰椎间盘突出症”，现无明显腰痛。否认肝炎、结核、疟疾等传染病史，否认外伤史、手术史、输血史，否认食物、药物过敏史，预防接种随当地进行。

个人史：生于广西崇左市天等县，久居于本地，否认14天内中高危地区或其他有病例报告社区的旅游史或居住史，否认14天内与新型冠状病毒感染者（核酸检测阳性者）接触史，否认14天内曾接触过来自中高危地区或来自病例报告社区的发热或呼吸道症状的患者,否认聚集性发病情况；无疫区居住史，无疫水、疫源接触史，无放射物、毒物接触史，无毒品接触史，吸烟10年，数量不详，现未戒烟，无饮酒史。

婚育史：已婚，适龄结婚，育1子，家人体健。

家族史：母亲老故，父亲健在，家族中无类似病史，无传染病及遗传病史。

壮医望、闻、按、探、诊：“巧坞”常，“勒答”白睛浅淡，龙脉脉络弯曲。甲床苍白，月痕暴露少，双手、双腕多关节肿胀，呈轻度尺偏畸形，四肢关节皮色不红，探之皮温不高，按之疼痛。

中医望、闻、切诊：呼吸均匀，无异常气味闻及。舌质暗红，苔薄白，脉细。

体格检查

体温36.6℃，脉搏93次/分，呼吸20次/分，血压133/91mmHg。身高155cm，体重63kg。

一般情况：神志清楚，精神好，正常面容，表情自然，发育正常，营养良好，身材匀称，步入病房，自动体位，查体合作，语言正常，声音洪亮，对答切题。

皮肤黏膜：全身皮肤黏膜无黄染、出血点、蜘蛛痣及皮疹，未见皮下出血点，无肝掌，皮肤有弹性，未见明显水肿：全身浅表淋巴结无肿大及压痛。

头部及其器官：正常，无畸形，头发乌黑，浓密，五官端正。

眼部：眉毛无脱落，无倒睫，眼睑无浮肿、下垂及闭合不全，巩膜无黄染，结膜无充血水肿，角膜透明，双侧瞳孔等大等圆，直径约为3mm，对光灵敏，眼球活动自如，视力粗测正常。

耳部：耳廓正常，外耳道通畅，无异常分泌物；听力左正常，右正常。

鼻部：外形正常无畸形，无鼻翼煽动，双侧鼻腔通畅，无异常分泌物及出血，鼻甲不肥大，鼻中隔不偏曲，各鼻窦区无压痛，嗅觉粗测正常。

口腔：无异味，口唇无发绀、疱疹、皲裂、溃疡及色素沉着，无龋齿，无义齿，无缺齿，无残根，牙龈无红肿疼痛，无溢脓，无出血，无铅线，无炎症，无增生，舌体运动灵活，口腔无异常，扁桃体无肿大，咽部无充血水肿，咽反射正常。

颈部：颈软，无抵抗，未见颈静脉怒张，颈动脉搏动正常,未闻及明显血管杂音，气管居中,甲状腺正常，未触及明显震颤，未见包块。

胸部：胸廓对称无畸形，局部无隆起及凹陷，胸骨无压痛，肋间隙正常，胸壁静脉无扩张。双侧乳房对称，无异常。

肺脏

视诊：呼吸正常，频率20次/分，腹式呼吸。

触诊：呼吸动度两侧对称，语颤正常两侧对称，未触及胸膜摩擦感。

叩诊：双肺叩诊呈清音，右侧肺下界位于右侧锁骨中线平第6肋间，腋中线上平第8肋间，肩胛线上平第10肋间，左侧肺下界位于左侧锁骨中线平第6肋间，腋中线上平第8肋间，肩胛线上平第10肋间。移动度：左侧6cm，右侧6cm。

听诊：两肺呼吸音清,未闻及干湿性啰音。语音传导两侧对称。

心脏

视诊：心前区无隆起，心尖搏动正常。

触诊：心尖搏动有力，位于左侧第五肋间锁骨中线内0.5cm，未触及震颤，心包摩擦感未触及。

叩诊：心界正常。

听诊：心率93次/分，律齐，心音正常。各瓣膜听诊区未闻及杂音，心包摩擦音未闻及。

周围血管

桡动脉：搏动整齐，血管壁有弹性，脉率93次/分。

周围血管征：无Duroziez双重杂音、毛细血管搏动征，无水冲脉、枪击音。

腹部

视诊：腹部正常，腹部可见紫纹，腹壁静脉不明显，未见肠形及蠕动波，无瘢痕，未见异常搏动。

触诊：腹壁柔软，无压痛反跳痛，无液波震颤，全腹未触及包块，肝脾肋下未触及，肝-颈静脉回流征阴性，胆囊未触及明显异常，墨菲征（–）、库瓦西耶征（–），膀胱不胀，双肾未触及。

叩诊：呈鼓音。移动性浊音（–），肝上界位于右锁骨中线上平第5肋间，肝区叩击痛（–）双侧肾区叩击痛（–）。

听诊：肠鸣音正常，4次/分，未闻及振水音及血管杂音。

肛门与直肠及生殖器：未查。

脊柱、四肢：脊柱发育正常，无畸形，棘突无叩击痛，颈椎生理曲度变直，颈部肌肉压痛，颈椎后仰中度受限。四肢详见专科检查。桡动脉搏动左侧正常，右侧正常。足背动脉搏动左侧正常，右侧正常。

神经系统：浅感觉正常，深感觉正常，复合感觉正常，浅反射正常，肱二头肌反射正常，跟腱反射正常，生理反射存在，病理反射未引出，Kernig征正常。

专科检查：双手轻度尺偏畸形，双侧掌间肌轻度萎缩，双侧第2、3掌指关节轻度肿胀，无灼热，轻度压痛，左腕关节轻度肿胀，无灼热，中度压痛，屈伸重度受限，右腕关节轻度肿胀，无灼热，中度压痛，屈伸重度受限，双肘关节无肿胀，无灼热，轻度压痛，屈曲轻度受限，不能完全伸直，左臂肘尖下可见一1cm×1cm大小结节，质地韧，边界清，无压痛，双肩关节无肿胀、灼热，中度压痛，各方面活动正常，双膝关节轻度肿胀，无灼热，中度压痛，浮髌试验阳性，骨擦感、骨擦音（+），屈曲轻度受限。双踝关节无肿胀、灼热，轻度压痛。骨盆挤压分离试验阴性，双髋屈曲轻度受限，外展、内旋、外旋正常，双侧“4”字征阳性，双侧直腿抬高试验阴性。

辅助检查

暂无。

初步诊断

壮医诊断：滚克/骆滚供［Ndokgut/Ndok ngutgung］（尪痹/类风湿关节炎）

壮医证型：阴证-肝肾亏损型

中医诊断：尪痹病

中医证型：肝肾亏虚证

西医诊断：1.类风湿性关节炎；

2.双侧膝关节骨性关节病；

3.高血压病3级（极高危）；

4.腰椎间盘突出；

5.骨质疏松

病例分型：C型病例

医师：××× **手签：**

日期：2020年9月8日11时29分

补充诊断：1.继发性肾上腺皮质功能不全；

2.低钾血症；

3.高尿酸血症；

4.低蛋白血症；

5.高脂血症

医师：××× **手签：**

上级医师： **手签：**

日期：2020年9月10日9时45分

2020-09-08，12:09

首次病程记录

一般项目

患者周××，男，42岁，因“反复四肢多关节肿痛10年余”于2020年9月8日10时24分由门诊拟“类风湿关节炎”收治入院。步行入院。

病例特点

1.患者42岁，中年男性，慢性病程。

2.患者主要表现为双手近端指间关节、双腕、双肘、双肩、双髋、双膝、双踝等四肢多关节肿胀疼痛，呈持续性、对称性，伴双手晨僵，持续时间大于1小时，伴关节活动受限，与天气变化有关，既往查RF阳性，诊断为“类风湿关节炎”，未规范治疗，既往服用“保泰松、泼尼松”治疗有效，目前服用民间自制药粉，停药后关节肿痛明显。

有“高血压”病史5年余，最高时收缩压达220mmHg，舒张压不详，既往未服用药物控制血压，未监测血压，今年7月服用药物（具体不详）控制血压。

3. 2020年7月外院诊断“腰椎间盘突出症”，现无明显腰痛。有骨质疏松病史。

4. 查体：T 36.6℃，P 93次/分，R 20次/分，BP 133/91mmHg，神清，精神可，体型适中，发育正常，营养中等，自动体位，查体合作，对答切题。“勒答”白睛浅淡，龙脉脉络弯曲。甲床苍白，月痕暴露少。舌质暗红，苔薄白，脉细。全身黏膜无黄染、肝掌、蜘蛛痣，全身浅表淋巴结无肿大。胸廓无畸形，两侧对称，两肺叩诊呈清音，双肺呼吸音清，未闻及干湿啰音。心界无扩大，心率93次/分，律齐，未闻及病理性杂音。腹软，腹稍膨隆，腹部可见紫纹，腹部无压痛、无反跳痛，全腹未触及包块，肝脾肋下未触及，肝-颈静脉回流征阴性；移动性浊音阴性。肠鸣音正常，4次/分，未闻及血管杂音。双下肢无水肿。

5. 双手轻度尺偏畸形，双侧掌间肌轻度萎缩，双侧第2、3掌指关节轻度肿胀，无灼热，轻度压痛，左腕关节轻度肿胀，无灼热，中度压痛，屈伸重度受限，右腕关节轻度肿胀，无灼热，中度压痛，屈伸重度受限，双肘关节无肿胀，无灼热，轻度压痛，屈曲轻度受限，不能完全伸直，左臂肘尖下可见一1cm×1cm大小结节，质地韧，边界清，无压痛，双肩关节无肿胀、灼热，中度压痛，各方面活动正常，双膝关节轻度肿胀，无灼热，中度压痛，浮髌试验阳性，骨擦感、骨擦音（+），屈曲轻度受限。双踝关节无肿胀、灼热，轻度压痛。骨盆挤压分离试验阴性，双髋屈曲轻度受限，外展、内旋、外旋正常，双侧“4”字征阳性，双侧直腿抬高试验阴性。

壮医辨病辨证依据

五诊合参，本病属于壮医学“滚克”范畴，缘于患者久病身体虚弱，肝肾亏虚，正气不足，不慎感受风毒、湿毒、寒毒，阻滞三道两路，使天地人三气不能同步而致病，三道两路不通，故关节肿痛，屈伸不利；“勒答”白睛浅淡，甲床苍白，月痕暴露少，舌暗红，苔薄白，脉细为肝肾亏损之象，证属阴证（肝肾亏损型），病位在关节。

中医辨病辨证依据

四诊合参，本病属于中医“尪痹”范畴，缘于患者久病体虚，肝肾不足，不慎外感六淫邪毒，经络阻滞，致气血运行不畅，筋脉失养，瘀血内阻，不通则痛，故关节肿痛。舌质暗红，苔薄白，脉细为肝肾亏虚之象，故证肝肾亏虚，病位在关节，病性属虚。

西医诊断依据

1.类风湿性关节炎：患者中年男性，主要表现为四肢多关节对称性持续性肿胀疼痛，累及中小关节大于10个，伴双手晨僵，持续时间大于1小时，病程10余年，查RF阳性，根据2009年EULAR类风湿关节炎分类标准，评分大于6分，诊断类风湿性关节炎明确。

2.既往明确诊断“双侧膝关节骨性关节病、高血压病3级（极高危）、腰椎间盘突出症、骨质疏松”。

鉴别诊断

壮医鉴别诊断：本病可与“隆芡”相鉴别。支持点为两者均有关节疼痛；不同点为隆芡以关节红、肿、热、痛猝然发作，迅速加重，疼痛剧烈，昼轻夜重，拒按，遇热加重等为主症，该患者以多关节对称性肿痛伴晨僵为特点，与隆芡临床表现不同，故可鉴别。

中医鉴别诊断：本病可与“痛风病”相鉴别。支持点为两者均有关节疼痛；不同点为痛风多以单个趾指关节卒然红肿疼痛，逐渐疼痛剧如虎咬，昼轻夜重，反复发作，可伴发热、头痛等症，多见于中年男子，可有痛风家族史，常因劳累，暴饮暴食，吃高嘌呤食物、饮酒及外感风寒等诱发。现患者以多关节对称性肿痛为主要表现，两者临床表现特点不一样，故此病可除外。

西医鉴别诊断：本病可与“痛风”相鉴别。共同点为两者均有关节疼痛；不同点为痛风以单关节炎急性发作为特点，血尿酸增高，现患者以四肢关节对称性肿痛为主要表现，与痛风临床表现不符，故可鉴别。

初步诊断

壮医诊断：滚克/骆滚供［Ndokgut/Ndok ngutgung］（尪痹/类风湿关节炎）

壮医证型：阴证-肝肾亏损型

中医诊断：尪痹病

中医证型：肝肾亏虚证

西医诊断：1.类风湿性关节炎；

2.双侧膝关节骨性关节病；

3.高血压病3级（极高危）；

4.腰椎间盘突出；

5.骨质疏松

诊疗计划：按照《滚克（类风湿关节炎）壮医诊疗方案》、结合学术传承人×××学术思想制定如下诊疗方案，进入壮医滚克（类风湿关节炎）临床路径：

1.按风湿病科常规护理，二级护理，低盐低脂饮食。

2.入院后完善相关检查，查血常规、尿常规、大便常规、生化、心肌酶、糖化血红蛋白、高血压二项、凝血功能、感染性八项、甲功五项、肿瘤五项、ANA、AKA、ENA抗体谱、风湿三项、ESR、补体免疫球蛋白、胸部CT平扫、腹部+泌尿系彩超、心脏彩超、心电图、骨密度等。

3.按壮医滚克阴证（肝肾亏损型）治疗，壮医外治与内服结合，治法及用药如下：

（1）壮医外治法以达疏通龙路火路、消肿痛之功效，疗法及部位如下：壮医药熨治疗（取双肩共2个部位，每个部位每天1次，10～14天为1个疗程）通络止痛，壮医敷贴治疗（取双腕阿是穴6穴，每天1次，每次4～6个小时，10～14天为1个疗程）。予院内协定处方五藤祛风止痛方予患者自行外洗患处（每天1次，10～14次为1个疗程）以散寒通络、行气止痛。

敷贴方：红杜仲20g　当归藤20g　宽筋藤20g　鸡血藤20g　伸筋草20g

4剂，1剂/日，每剂研末成粉，穴位贴服用（8/9-11/9）。

五藤祛风止痛方：红杜仲30g　当归藤30g　海风藤30g　宽筋藤30g

鸡血藤15g

3剂，每日1剂，水煎外洗患处用（9/9-11/9）。

（2）壮药内服：壮医治法：补肝肾，壮筋骨，祛风湿；方中选用牛大力、黄花倒水莲补气、强筋骨、活血，狗脊、桑寄生祛风毒、除湿毒、强腰膝、通龙路，以上四味药均为主药，共凑补肝肾、壮筋骨、祛风湿之功效。伸筋草、飞龙掌血祛风毒、散瘀血止痛、通龙路；鸡血藤通调龙路；山药健脾补嘘（气）虚，共为帮药。甘草为带药，调和诸药。方药组成如下：

牛大力30g　狗脊10g　桑寄生15g　飞龙掌血10g　鸡血藤15g

山药15g　伸筋草15g　黄花倒水莲30g　甘草6g

3剂，1剂/日，水煎450mL，分早中晚3次饭后服用（9/9-11/9）。

4.考虑患者长期服用激素及民间药粉，为防止激素撤减综合征，经请示上级医师暂予甲泼尼龙8mg qd抗炎止痛，碳酸钙D_3咀嚼片补钙，阿法骨化醇软胶囊促进钙吸收，艾司奥美拉唑肠溶片抑酸护胃，硝苯地平缓释片Ⅰ降血压。

经治医师：×××　　　　**手签：**

上级医师：×××　　　　**手签：**

2020-09-09，11:40

首次×××副主任医师代主治医师查房记录

今日随×××副主任医师查房，患者周××诉四肢多关节肿痛，以双腕、双肩为甚，双手晨僵，持续时间大于1小时，纳寐可，二便调。查体：呼吸20次/分，脉搏81次/分，体温-腋表36.5℃，血压124/73mmHg。神清，精神可，舌质暗红，苔薄白，脉细，“勒答”白睛浅淡，龙脉脉络弯曲。甲床苍白，月痕暴露少。双肺呼吸音清，未闻及干湿啰音。心率81次/分，律齐，未闻及病理性杂音。腹软，腹稍膨隆，腹部可见紫纹，腹部无压痛、无反跳痛，全腹未触及包块，肝脾肋下未触及，肝-颈静脉回流征阴性；移动性浊音阴性。双手轻度尺偏畸形，双侧掌间肌轻度萎缩，双侧第2、3掌指关节轻度肿胀，无灼热，轻度压痛，左腕关节轻度肿胀，无灼热，中度压痛，屈伸重度受限，右腕关节轻度肿胀，无灼热，中度压痛，屈伸重度受限，双肘关节无肿胀，无灼热，轻度压痛，屈曲轻度受限，不能完全伸直，左臂肘尖下可见一1cm×1cm大小结节，质地韧，边界清，无压痛，双肩关节无肿胀、灼热，中度压痛，各方面活动正常，双膝关节轻度肿胀，无灼热，中度压痛，浮髌试验阳性，骨擦感、骨擦音（+），屈曲轻度受限。双踝关节无肿胀、灼热，轻度压痛。骨盆挤压分离试验阴性，双髋屈曲轻度受限，外展、内旋、外旋正常，双侧“4”字征阳性，双侧直腿抬高试验阴性。辅助检查：9/9日血常规白细胞10.87×10^9/L、中性粒细胞百分比65.00%、红细胞6.05×10^9/L、血红蛋白126g/L、血小板330×10^9/L、网织红细胞计数121.00×10^9/L、C反应蛋白23.75mg/L，血型O型、RhD（IgM）阳性；糖化血红蛋白6.50%；抗环瓜氨酸肽抗体＞200.0U/mL；高血压二项（8am）中皮质醇0.20μg/mL、促肾上腺皮质激素1.25pg/mL。×××副主任医师查房后分析：1.目前诊断：壮医诊断：滚克/骆滚供［Ndokgut/Ndok ngutgung］（尪痹/类风湿关节炎）。壮医证型：阴证-肝肾亏损型。中医诊断：尪痹病。中医证型：肝肾亏虚。西医诊断：（1）类风湿性关节炎；（2）双侧膝关节骨性关节病；（3）高血压病3级（极高危）；（4）腰椎间盘突出；（5）骨质疏松。2.诊断依据：壮医诊断依据：五诊合参，本病属于壮医学“滚克”范畴，缘于患者病程长，肝肾亏虚，正气不足，邪气阻滞三道两路，使天地人三气不能同步而致病，三道两路不通，故关节肿痛；龙路火路失养，故见屈伸不利；舌暗红，苔薄白，脉细为肝肾亏损之象，证属阴证（肝肾亏损型），病位在关节。中医诊断依据：四诊合参，本病属于中医“尪痹”范畴，缘于患者久病体虚，肝肾不足，不慎外感六淫邪毒，经络阻滞，致气血运行不畅，筋脉失养失荣，瘀血内阻，不通则痛，故关节肿痛。舌质暗红，苔薄白，脉细为肝肾亏虚之象，故证肝肾亏虚，病位在关节，病性属虚。西医诊断依据：（1）类风湿性关节炎。患者中年男性，主要表现为四肢多关节对称性持续性肿胀疼痛，累及中小关节大于10个，伴双手晨僵，持续时间大于1小时，病程10余年，查RF阳性，抗CCP阳性，根据2009年EULAR类风湿关节炎分类标准，评分大于6分，诊断为类风湿性关节炎明确。（2）既往明确诊断“双侧膝关节骨性关节病、高血压病3级（极高危）、腰椎间盘突出症、骨质疏松”。3.鉴别诊断：壮医鉴别诊断：本病可与“那花”相鉴别。共同点为两者均可见关节疼痛；不同点为那花以四肢关节肿痛、发热、皮疹、口腔溃疡、大量脱发等为主要症状，该患者以多关节对称性肿痛伴晨僵为特点，无发热、皮疹、口腔溃疡，与那花临床表现不同，故可鉴别。中医鉴别诊断：本病可与“阴阳毒”相鉴别。两者均可有关节肿痛，但阴阳毒以皮肤斑色新鲜或见色素沉着，典型者可见颜面蝶形红斑，或伴关节肿痛、灼热，或伴水肿，或伴口腔溃疡等，甚则浆膜腔积液，高热、气喘、癫狂，多见于青年女性，劳累及受寒等诱发。现患者以多关节对称性肿痛为主要表现，无发热、皮疹等，两者临床表现特点不一样，故此病可除外。西医鉴别诊断：本病可与“系统性红斑狼疮”相鉴别。两者均可有关节肿痛；不同点为系统性红斑狼疮以反复发热、复发性口腔溃疡、光过敏、面部红斑、脱发等为特点，现患者以四肢关节对称性肿痛为主要表现，无发热、皮疹、口腔溃疡、雷诺现象等，考虑该病可能性不大。诊疗计划：按照滚克（类风湿关节炎）壮医诊疗方案、结合学术传承人××主任医师学术思想制定诊疗方案。继续完善相关检查，按壮医滚克阴证（肝肾亏损型）治疗，外治方面继续予壮医药熨治疗双肩通调龙路，壮医敷贴治疗双腕阿是穴6穴调气止痛，予院内协定处方五藤祛风止痛方外洗患处以散寒通络、行气止痛。辅予中频脉冲电治疗双肩、双腕（共4个部位，每个部位20分钟，每天1次，10～14天为1个疗程）以通络止痛。壮药内服补肝肾、壮筋骨、祛风湿为治法，方中牛大力、黄花倒水莲以补气、壮筋骨、活血为主，狗脊、桑寄生祛风毒、除湿毒、强腰膝、通龙路，上述四药合为主药，伸筋草、飞龙掌血祛风毒、活血止痛，鸡血藤养血舒筋；山药补气虚，四药共为帮药；甘草调和诸药药性，为带药。西医方面，患者TJC=14，SJC=8，CRP=23.755mg/L，VAS=16mm，DAS28（CRP）=5.22，提示类风湿高度活动，目前继续等待肝肾功能、胸部CT结果以制定抗风湿药物方案；

患者高血压二项（8am）皮质醇0.20μg/mL、促肾上腺皮质激素1.25pg/mL，患者皮质醇功能低下，必要时请内分泌科会诊，继续予甲泼尼龙抗炎止痛，碳酸钙D_3咀嚼片补钙，阿法骨化醇软胶囊促进钙吸收，艾司奥美拉唑肠溶片抑酸护胃，硝苯地平缓释片Ⅰ降血压。嘱患者调情志、避风寒、注意保暖，适度关节功能锻炼。

内服方：牛大力30g 狗脊10g 桑寄生15g 飞龙掌血10g 鸡血藤15g
山药15g 伸筋草15g 黄花倒水莲30g 甘草片6g
3剂，1剂/日，水煎450mL，分早中晚3次饭后服用（9/9-11/9）。

经治医师：×××　　**手签：**

主治医师：×××　　**手签：**

2020-09-10，10:15

首次×××主任医师查房记录

今日随×××主任医师查房，患者周××诉四肢多关节肿痛，双肩、双膝关节疼痛稍有改善，左腕肿痛较前加重，活动受限，饮食、睡眠可，大小便正常。查体：生命体征正常，舌质暗红，苔薄白，脉细，“勒答”白睛浅淡，龙脉脉络弯曲。甲床苍白，月痕暴露少。双肺呼吸音清，未闻及干湿啰音。心界无扩大，律齐，未闻及病理性杂音。腹稍膨隆，腹围103cm，腹部可见紫纹，全腹无压痛及反跳痛。双手轻度尺偏畸形，双侧掌间肌轻度萎缩，双侧第2、3掌指关节轻度肿胀，无灼热，轻度压痛，左腕关节中度肿胀，无灼热，中度压痛，屈伸重度受限，右腕关节轻度肿胀，无灼热，中度压痛，屈伸重度受限，双肘关节无肿胀，无灼热，轻度压痛，屈曲轻度受限，不能完全伸直，左臂肘尖下可见一1cm×1cm大小结节，质地韧，边界清，无压痛，双肩关节无肿胀、灼热，中度压痛，各方面活动正常，双膝关节轻度肿胀，无灼热，中度压痛，浮髌试验阳性，骨擦感、骨擦音（+），屈曲轻度受限。双踝关节无肿胀、灼热，轻度压痛。骨盆挤压分离试验阴性，双髋屈曲轻度受限，外展、内旋、外旋正常，双侧“4”字征阳性，双侧直腿抬高试验阴性。辅助检查：风湿三项（ASO\RF\CRP）中类风湿因子73IU/mL↑、C反应蛋白23.15mg/L↑；高血压二项（8am）中皮质醇0.20μg/mL↓、促肾上腺皮质激素1.25pg/mL↓，高血压二项（0am）中皮质醇0.23μg/mL、促肾上腺皮质激素<1.00pg/mL；血沉19mm/h；肿瘤五项中

癌胚抗原5.44ng/mL↑；生化全套中钾3.4mmol/L、尿酸480umol/L、α_1微球蛋白48.41mg/L↑、总胆固醇5.68mmol/L↑、低密度脂蛋白3.78mmol/L↑、白蛋白38.3g/L↓、碱性磷酸酶128U/L↑、纤维结合蛋白289mg/L↑；糖化血红蛋白6.50%↑；结核分枝杆菌抗体（IgM/IgG），结核分枝杆菌抗体IgG弱阳性反应、结核分枝杆菌抗体IgM阴性反应；感染八项、免疫球蛋白补体五项、甲功五项、凝血五项、葡萄糖-6-磷酸脱氢酶未见异常。双手指正侧位检查提示：双手类风湿性关节炎。肝胆胰脾肾输尿管膀胱彩超检查提示：双肾椎体回声增强，请结合临床。肝内未见异常回声。胆囊未见异常。脾脏未见异常。胰腺未见异常。双侧输尿管未见扩张。膀胱未见结石。心电图：（1）窦性心律；（2）正常心电图。骨密度：左侧髋关节T值=–1.5，正位脊柱骨质含量减少（T=–1.3），右侧髋关节T值=–1.5，提示骨量减少。×××主任医师查房后分析：1.目前诊断：壮医诊断：滚克/骆滚供［Ndokgut/Ndok ngutgung］（尪痹/类风湿关节炎）。壮医证型：阴证-肝肾亏损型。中医诊断：尪痹病。中医证型：肝肾亏虚。西医诊断：（1）类风湿性关节炎；（2）双侧膝关节骨性关节病；（3）高血压病3级（极高危）；（4）腰椎间盘突出；（5）骨质疏松；（6）继发性肾上腺皮质功能减退症；（7）低钾血症；（8）高尿酸血症；（9）低蛋白血症；（10）高脂血脂。2.病情分析：壮医病情分析：患者男，42岁，因“反复四肢多关节肿痛10年余”入院。主要临床特征为四肢多关节对称性肿痛，伴屈伸不利，关节周围皮色不红，探之皮温不高，双手背肌肉萎缩，舌暗红，苔薄白，脉细，“勒答”白睛浅淡，龙脉脉络弯曲，甲床苍白，月痕暴露少。五诊合参，本病属于壮医学“滚克”范畴，缘于患者久病后素体虚弱，又不慎感受风毒、湿毒、寒毒，而三道两路壅滞，致天地人三气不能同步而发病，气血运行不通，故关节肿痛，屈伸不利，舌暗红，苔薄白，脉细为肝肾亏损之象，证属阴证（肝肾亏损型），病位在关节。中医病情分析：四诊合参，本病属于中医“尪痹”范畴，缘于患者反复发作，经久不愈，肝肾不足，不慎外感六淫邪毒，经络阻滞，致气血运行不畅，筋脉不荣，瘀血内阻，不通则痛，不荣则痛，故关节肿痛；肾虚骨痹，故骨节变形；舌质暗红，苔薄白，脉细为肝肾亏虚之象，故证肝肾亏虚，病位在关节，病性属虚。西医病情分析：（1）类风湿性关节炎。患者中年男性，主要表现为四肢多关节对称性持续性肿胀疼痛，累及中小关节大于10个，伴双手晨僵，持续时间大于1小时，病程10余年，查RF阳性，抗CCP阳性，根据2009年EULAR类风湿关节炎分类标准，评分大于6分，诊断类风湿性关节炎明确。（2）双侧膝关节骨性关节病。患者年龄大于38岁，长期膝关节肿痛，查体有骨擦感，根据1986年美国风湿病学会膝骨关节炎分类标准，诊断明确。（3）继发性肾上腺皮质功能不全。入院后查高血压二项（8am），皮质醇0.20μg/mL、促肾上腺皮质激素1.25pg/mL，诊断明确，予补充诊断。（4）低钾血症。入院后查血钾3.4mmol/L，诊断明确，予补充诊断。（5）高尿酸血症。入院后查480μmol/L，诊断明确，予补充诊断。（6）低蛋白血症。入院后查白蛋白38.3g/L，予补充诊断。（7）高脂血脂。总胆固醇5.68mmol/L、低密度脂蛋白3.78mmol/L，诊断明确，予补充诊断。

患者TJC=14，SJC=8，CRP=23.755mg/L，VAS=16mm，DAS28（CRP）=5.22，提示类风湿高度活动，治疗目标为达到临床缓解或低疾病活动度，鉴于患者近几个月来服用民间药粉，成分不明，服药后出现脸部变圆，腹部紫纹，腹部肥胖，考虑药粉中含有激素，入院后查8am皮质醇低，考虑长期使用激素引起继发性肾上腺皮质功能不全，为防止激素撤减综合征，同意给予甲泼尼龙治疗，目前已服用“甲泼尼龙8mg qd”2天，现左腕肿痛较前加重，考虑激素量不足，今日予甲泼尼龙加量至12mg qd以加强抗炎止痛，继续补钙、护胃等治疗以防治激素副作用；因患者目前胸部CT结果未回，抗风湿药方案待定。患者有高血压病史，不除外激素造成血压异常，继续硝苯地平缓释片Ⅰ 10mg qd降血压，注意监测血压。入院后查糖化血红蛋白6.50%，考虑激素造成血糖异常可能，需完善糖耐量试验、胰岛素释放试验、C肽释放试验以评估病情，必要时请内分泌科会诊，协助诊治。患者既往有骨质疏松病史，追问病史，有长期服用钙片，经治疗目前我院骨密度提示骨量减少，治疗有效。患者血钾稍低，目前饮食正常，建议患者多服用香蕉、橘子等富含钾的水果以补钾，注意复查血钾，必要时给予氯化钾缓释片补钾治疗；患者白蛋白偏低，考虑与炎症活动相关，积极抗炎治疗并嘱患者多进食优质蛋白食物如鸡蛋、牛奶等；患者尿酸偏高、血脂高，建议患者低脂、低嘌呤饮食，定期复查血尿酸、血脂。入院后查癌胚抗原5.44ng/mL，考虑与患者吸烟相关，建议定期复查肿瘤指标。患者结核分枝杆菌抗体IgG弱阳性反应，考虑既往有结核分枝杆菌感染，可行PPD试验，如患者需要使用生物制剂抗风湿，建议进一步查T-SPOT试验。患者腹部彩超提示双肾椎体高回声，目前无肾功能异常，建议定期复查；患者左腕肿痛加重，予查左腕彩超以了解左腕滑膜及骨质情况。患者症状改善，给予壮医外治、内服综合治疗有效，壮药内服以补肝肾、壮筋骨、祛风湿为治法，方中牛大力、黄花倒水莲均为性平，味甘之品，以补气、强筋骨、活血为主，狗脊、桑寄生性平味甜，祛风毒、除湿毒、强腰膝、通龙路，上述四药合为主药，共凑补肝肾、壮筋骨、祛风湿之功效。伸筋草、飞龙掌血祛风毒、散瘀血止痛、通龙路；鸡血藤性温，味苦、微甘，调龙路、补血虚；山药健脾益气，四药共为帮药。甘草调和诸药，为带药。诸药合用，气血得补，道路得通。护理调摄方面，帮助患者正确认识病情，树立战胜疾病信心，嘱患者调情志、避风寒、保暖，适度功能锻炼。

内服方：牛大力30g　狗脊10g　桑寄生15g　飞龙掌血10g　鸡血藤15g
山药15g　伸筋草15g　黄花倒水莲30g　甘草片6g
3剂，1剂/日，水煎450mL，分早中晚3次饭后服用（9/9-11/9）。

经治医师：×××　　　　**手签：**
主任医师：×××　　　　**手签：**

第二节　示例二

入院记录

姓名：×××　　性别：男　　年龄：46岁　　民族：××
籍贯：××××××　　婚姻：已婚　　职业：无业人员
出生地：××××××　　身份证：××××××　　住址：××××××
单位：××××××　　联系人及电话：××××××
病史陈述者：患者本人　　发病节气：秋分
入院日期：2020-12-22　　12:10:00

主诉：反复颈部酸胀痛5月余。

现病史：患者诉5月余前因工作劳累出现颈部酸胀痛，偶有头晕、无双上肢牵拉痛，无双上肢麻，颈部症状每因工作劳累加重，一直未行具体诊治，因症状持续不解，现为系统治疗于今日就诊于我院门诊，由门诊拟“项痹病”收入我科。入院症见：颈部酸胀痛，时发时止，偶有头晕，无双上肢牵拉痛，无双上肢麻，无恶心呕吐，劳累后症状加重，伴咳嗽咳痰，痰液色黄质稀可咳出，稍恶寒，无发热，无口干口苦，无心悸胸痛、腹胀腹痛等不适。纳寐尚可，二便调。近期体重无明显改变。

既往史：因摔伤于2020-8-1至2020-8-14于我科住院治疗，出院诊断：“1.左前臂软组织损伤；2.颈椎退行性病变；3.乙肝病毒感染”。否认肺结核、疟疾等传染病史，否认高血压、冠心病、糖尿病等病史，否认手术史，否认输血史，否认药物、食物过敏史，预防接种随当地进行。

个人史：生于广西壮族自治区南宁市，久居于本地，否认14天内武汉市及周边地区或其他有病例报告社区的旅游史或居住史，否认14天内与新型冠状病毒感染者（核酸检测阳性者）接触史，否认14天内曾接触过来自武汉市及周边地区或来自病例报告社区的发热或呼吸道症状的患者,否认聚集性发病情况；无疫区居住史，无疫水、疫源接触史，无放射物、毒物接触史，无毒品接触史，无吸烟史，无饮酒史。

婚育史：适龄结婚，育1子1女，子女及配偶体健。

家族史：父母健在，家族中无传染病及遗传病史。

壮医望、闻、按、探、诊：“巧坞”常，目诊见双侧“勒答”白睛12点反应区、右侧“勒答”9点反应区见脉络细小、色暗。甲诊见甲色淡暗，按压甲尖放开后，恢复原色稍慢。按诊见颈部肌肉稍紧张，颈部C4～C7旁轻压痛。

中医望、闻、切诊：呼吸均匀，无异常气味闻及。舌暗淡，边有齿痕，苔薄白，舌下络脉迂曲，六脉沉稍弦，尺脉不及。

体格检查

体温36.2℃，脉搏60次/分，呼吸19次/分，血压126/72mmHg，身高150cm，体重48kg。

一般情况：神志清楚，精神好，正常面容，表情自然，发育正常，营养良好，匀称，步入病房，自动体位，查体合作，语言正常，声音洪亮，对答切题。

皮肤黏膜：全身皮肤黏膜无黄染、出血点、蜘蛛痣及皮疹，未见皮下出血点，无肝掌，皮肤有弹性，未见明显水肿。

淋巴结：全身浅表淋巴结无肿大及压痛。

头部及其器官：正常，无畸形，头发乌黑，浓密，五官端正。

眼部：眉毛无脱落，无倒睫，眼睑无浮肿、下垂及闭合不全，巩膜无黄染，结膜无充血水肿，角膜透明，双侧瞳孔等大等圆，直径约为3mm，对光灵敏，眼球活动自如，视力粗测正常。

耳部：耳廓正常，外耳道通畅，无异常分泌物，听力粗测正常。

鼻部：外形正常无畸形，无鼻翼煽动，双侧鼻腔通畅，无异常分泌物及出血，鼻甲不肥大，鼻中隔不偏曲，各鼻窦区无压痛，嗅觉粗测正常。

口腔：无异味，口唇无紫绀、疱疹、皲裂、溃疡及色素沉着，无龋齿，无义齿，无缺齿，无残根，牙龈无红肿疼痛，无溢脓，无出血，无铅线，无炎症，无增生，舌体运动灵活，口腔无异常，扁桃体无肿大，咽部无充血水肿，咽反射正常。

颈部：颈软，无抵抗，未见颈静脉怒张，颈动脉搏动正常，未闻及明显血管杂音，气管居中，甲状腺正常，未触及明显震颤，未见包块。

胸部：胸廓对称无畸形，局部无隆起及凹陷，胸骨无压痛，肋间隙正常，胸壁静脉无扩张。双侧乳房对称，无异常。

肺脏

视诊：呼吸正常，频率19次/分，胸式呼吸。

触诊：呼吸动度两侧对称，语颤正常两侧对称，未触及胸膜摩擦感。

叩诊：双肺叩诊呈清音，右侧肺下界位于右侧锁骨中线平第6肋间，腋中线上平第8肋间，肩胛线上平第10肋间，左侧肺下界位于左侧锁骨中线平第6肋间，腋中线上平第8肋间，肩胛线上平第10肋间。移动度：左侧6cm，右侧6cm。

听诊：两肺呼吸音稍粗，未闻及干湿性啰音。语音传导两侧对称。

心脏

视诊：心前区无隆起，心尖搏动正常。

触诊：心尖搏动有力，位于左侧第五肋间锁骨中线内0.5cm，未触及震颤，心包摩擦感未触及。

叩诊：心界正常范围。

听诊：心率60次/分，律齐，心音正常。各瓣膜听诊区未闻及杂音，心包摩擦音未闻及。

周围血管

桡动脉：搏动整齐，血管壁有弹性，脉率60次/分。

周围血管征：无Duroziez双重杂音、毛细血管搏动征、无水冲脉、枪击音。

腹部

视诊：腹部正常，腹壁静脉不明显，未见肠形及蠕动波，无瘢痕，未见异常搏动。

触诊：腹壁柔软，无压痛反跳痛，无液波震颤，全腹未触及包块，肝脾肋下未触及，肝-颈静脉回流征阴性，胆囊未触及明显异常，墨菲征（–）、库瓦西耶征（–），膀胱不胀，双肾未触及。

叩诊：呈鼓音。移动性浊音（–），肝上界位于右锁骨中线上平第5肋间，肝区叩击痛（–）双侧肾区叩击痛（–）。

听诊：肠鸣音正常，4次/分，未闻及振水音及血管杂音。

肛门与直肠及生殖器：未查。

脊柱、四肢：发育正常，无畸形，生理弯曲存在，颈部C4～C7旁轻压痛，棘突轻叩痛，余棘突无叩击痛。四肢无畸形，无明显水肿，无下肢静脉曲张，四肢肩关节无畸形，桡动脉搏动左侧正常，右侧正常。足背动脉搏动左侧正常，右侧正常。

神经系统：浅感觉正常，深感觉正常，复合感觉正常，浅反射正常，肱二头肌反射正常，跟腱反射正常，生理反射存在，病理反射未引出，Kernig征正常。

专科检查：颈椎生理曲度存在，局部肌肉稍紧张，颈部C4～C7旁轻压痛，棘突轻叩痛，颈活动度为前屈30°、后伸35°、左侧屈45°、右侧屈45°、左旋转50°、右旋转50°，双上肢肌力、肌张力正常，浅感觉正常，椎间孔挤压试验（+），双侧臂丛神经牵拉试验（-），旋颈试验（-），肱二、三头肌腱反射正常。

辅助检查

录（本院2020-8-1至2020-8-14住院期间）行颈椎正侧位检查提示颈椎骨质退行性变。感染性四项定性检测，乙型肝炎表面抗原阳性；乙肝两对半（定量），乙肝表面抗原＞250IU/mL；乙型肝炎病毒DNA（HBV-DNA）定量测定，乙型肝炎DNA定量9.21E+03IU/mL。

初步诊断

壮医诊断：活邀尹［hoziuin］（颈椎病）

壮医证型：阴证

中医诊断：项痹病

中医证型：气滞血瘀证

西医诊断：1.颈椎退行性病变；

2.上呼吸道感染

病例分型：B型病例

医师：×××　　　　手签：

日期：2020年12月22日14时06分

2020-12-22，12:44

首次病程记录

一般项目

患者×××，男，46岁，因“反复颈部酸胀痛5月余”于2020年12月22日12

时10分由门诊拟“项痹病”收治入院。步行入院。

病例特点

1.中年男性，因“反复颈部酸胀痛5月余”入院。

2.病程近半年，因伏案劳作疾病反复发作且加重，以颈部酸胀痛伴头晕为主。

3.既往史：既往于我科住院治疗，诊断：“1.左前臂软组织损伤；2.颈椎退行性病变；3.乙肝病毒感染”。否认“肺结核”、“疟疾”等传染病史，否认“高血压”、“冠心病”、“糖尿病”等病史，否认手术史，有外伤史，2020年7月因骑电动车不慎摔伤；否认输血史，否认药物、食物过敏史，预防接种随当地进行。

4.查体：体温36.2℃，脉搏60次/分，呼吸19次/分，血压126/72mmHg。“巧坞”常，目诊见双侧“勒答”白睛12点反应区、右侧“勒答”9点反应区脉络细小、色暗。甲诊见甲色淡暗，按压甲尖放开后，恢复原色稍慢。舌诊见舌暗淡，边有齿痕，苔薄白，舌下络脉迂曲，六脉沉稍弦，尺脉不及。双肺呼吸音稍粗，未闻及明显干湿啰音。心界无扩大，未闻及病理心音。全身黏膜无黄染，无肝掌、蜘蛛痣，全身体表淋巴结无肿大及压痛。腹部平坦，腹壁静脉无显露；腹软，腹部无压痛、无反跳痛，全腹未触及包块，肝脾肋下未触及，肝-颈静脉回流征阴性；移动性浊音阴性。肠鸣音正常，4次/分，未闻及血管杂音。

5.专科查体：颈椎生理曲度存在，局部肌肉稍紧张，颈部C4～C7旁轻压痛，棘突轻叩痛；颈活动度：前屈30°，后伸35°，左侧屈45°，右侧屈45°，左旋转50°，右旋转50°；双上肢肌力、肌张力正常，浅感觉正常，椎间孔挤压试验（+），双侧臂丛神经牵拉试验（–），旋颈试验（–），肱二、三头肌腱反射正常。

6.辅助检查：录（本院2020-8-1至2020-8-14住院期间）行颈椎正侧位检查提示颈椎骨质退行性变。感染性四项定性检测，乙型肝炎表面抗原阳性；乙肝两对半（定量），乙肝表面抗原＞250IU/mL；乙型肝炎病毒DNA（HBV-DNA）定量测定，乙型肝炎DNA定量9.21E+03IU/mL。

壮医辨病辨证依据

患者中年男性，以反复颈部酸胀痛为主症。五诊合参，本病属于壮医学“活邀尹”范畴，本病缘于患者平素工作劳累，以致颈部局部气机瘀滞，血行不畅，瘀血内阻停滞于脏腑骨肉之间，阻滞龙路、火路气机，三气不能同步，故出现颈部酸胀痛。目诊见脉络细小、色暗，甲诊见甲色淡暗，按压后恢复原色稍慢，结合患者舌脉象，舌淡暗，舌下脉络迂曲，脉沉稍弦，尺脉不及，考虑当前以气滞血瘀之象为主，壮医认为气滞、瘀血属阴，故本病辨为阴证。

中医辨病辨证依据

患者中年男性，以反复颈部酸胀痛为主症。四诊合参，本病属于中医学“项痹病”范畴，缘于患者平素工作劳累，以致气机运行不畅，气为血之帅，气助血行，气机不调则血行不畅而成瘀，瘀血阻滞颈部经脉而致颈部酸胀痛。舌暗淡，边有齿痕，苔薄白，舌下络脉迂曲，六脉沉稍弦，尺脉不及，均为气滞血瘀之舌脉象。本病病位在颈部，病性属虚实夹杂。

西医诊断依据

1.患者因“反复颈部酸胀痛5月余”入院。

2.入院症见：颈部酸胀痛，时发时止，偶有头晕，劳累后症状加重，伴咳嗽咳痰，痰液色黄质稀可咳出，稍恶寒，无发热。

3.既往史：既往因摔伤于2020-8-1至2020-8-14于我科住院治疗，出院诊断：“1.左前臂软组织损伤；2.颈椎退行性病变；3.乙肝病毒感染”。

4.查体：双肺呼吸音稍粗，未闻及明显干湿啰音。颈部局部肌肉稍紧张，颈部C4～C7旁轻压痛，棘突轻叩痛，颈活动度为前屈30°、后伸35°、左侧屈45°、右侧屈45°、左旋转50°、右旋转50°，双上肢肌力、肌张力正常，浅感觉正常，椎间孔挤压试验（+），双侧臂丛神经牵拉试验（-），旋颈试验（-），肱二、三头肌腱反射正常。

5.辅助检查：录（本院2020-8-1至2020-8-14住院期间）行颈椎正侧位检查提示颈椎骨质退行性变。

鉴别诊断

壮医鉴别诊断：本病当与麻抹相鉴别。支持点为两者均可引起手臂麻木不适；不支持点为麻抹无牵扯性疼痛，通常无颈肩疼痛、颈部活动受限，颈椎X线检查大多提示正常。现患者主要以颈部酸胀痛为主症，颈椎正侧位片提示颈椎骨质退行性变，根据患者症状及辅助检查结果可相鉴别。

中医鉴别诊断：本病与痹症之着痹相鉴别。支持点为两者均可见肢体肌肤麻木；不支持点为着痹有肢体关节重着，酸痛，或有肿胀，痛有定处，手足沉重，活动不便，伴肌肤麻木不仁，但多为对称性疼痛，疼痛与天气变化有关，通常无头痛头晕之症。本病虽可见双上肢麻痛，但主要以颈部胀痛为主症，双上肢麻痛为兼症，对称性或单侧麻痛均有发生，同时疼痛与天气变化没有直接关系，同时本病常可见头晕、恶心呕吐等症，现患者以颈部酸胀痛为主症，偶有头晕，患者症状与天气变化无关，同时无关节肿胀，故可鉴别。

西医鉴别诊断：本病应予肩周炎相鉴别。支持点为肩周炎见肩关节疼痛，颈椎退行性病变日久也可引起肩部牵扯痛；不支持点为肩周炎病变在肩肱关节周围软组织，主要症状与体征为肩关节疼痛及功能受限，有自愈倾向；颈椎退行性病变可引发肩部牵涉痛，因原发病长期不愈而使肩部肌肉持续性痉挛、缺血而形成炎性病灶，转变为真正的肩周炎。现患者主要以颈部酸胀痛为主，肩关节无明显疼痛及功能受限，且偶见头晕等颈椎退行性病变相关症状，从当前症状可相鉴别。

初步诊断

壮医诊断：活邀尹［hoziuin］（颈椎病）

壮医证型：阴证

中医诊断：项痹病

中医证型：气滞血瘀证

西医诊断：1.颈椎退行性病变；

2.上呼吸道感染

诊疗计划：按我科活邀尹（颈椎退行性病变）临床路径诊疗方案、我科学术带头人×××教授学术思想拟定如下诊疗方案：

1.按壮医经典病房疾病常规护理，Ⅱ级护理，清淡饮食，健康宣教。

2.入院后完善相关检查，查三大常规、电解质、肝肾功能、血脂、凝血功能、感染性八项、心电图、胸部CT等。

3.中壮医治疗上，按活邀尹-阴证治疗，壮医外治与内服结合，治疗以“调气，通两路”为法。

（1）中壮医内服方予通路调气汤加减。方中丹参为主药，通调龙路火路；葛根为升阳气，牛膝补肾强骨，白芍补阴虚，川芎活血通路，白术补脾、祛湿毒，桂枝祛风毒，紫菀止咳，炒枳实、柴胡通气道，上药共为帮药，炙甘草调和诸药亦为带药，诸药合用，共奏调龙路火路，止咳嗽之功。具体方药如下：

丹参（拉岜勒）15g　葛根10g　牛膝15g　白芍10g　川芎15g　白术20g

桂枝15g　紫菀20g　炒枳实10g　柴胡20g　炙甘草10g

3剂，日1剂，水冲150mL，分早中晚3次饭后温服。（暂拟方）

（2）中成药口服：予口服复方甘草口服液止咳，予口服小柴胡冲剂疏风解表。

（3）壮医外治疗法：根据患者当前病情需从我科活邀尹临床路径诊疗方案选取以下疗法。暂拟予普通针刺，壮医天阴阳针法，脐内环穴（心肝脾肺肾）、脐外环穴（心肝脾肺肾）、颈龙脊穴（C4～C7）、颈夹脊穴（C4～C7，双侧）、双合谷、双列缺、双外关、双足三里、双太溪、双太冲等共30穴，以调气补虚，祛龙路、火路瘀滞之毒邪，调整脏腑，恢复气血平衡，使天人地三气复归同步运行。予壮医药熨颈部1个、背部2个、腰部1个、上腹部1个、下腹部1个，共6个部位；雷火灸颈部（大椎）、肩部（双肩井）、背部（双肺俞）、腰部（命门），共6个部位以温热之力疏经通路调气；予壮医药物竹罐治疗，颈部4个、肩背部10个、腰部6个，共20个，通调龙路火路。

4. 西医治疗：入院予完善相关检查，余待相关检查回报后再调整下一步治疗方案。

5. 嘱患者避风寒、调情志、注意休息，待病情平稳，颈部症状缓解后可进行适当锻炼，如三气养生操等。

6. 已将病情及治疗方案告知患者及其家属，患者及其家属同意目前治疗方案。

7. 患者符合进入我科活邀尹（颈椎退行性病变）临床路径标准，患者表示知情理解，同意进入本病临床路径。

经治医师：×××　　　　手签：

上级医师：×××　　　　手签：

2020-12-23，11:33

×××主治医师查房记录

今日随×××主治医师查房，患者×××颈部酸胀痛同前，阵发性发作，偶感头晕，无双上肢牵拉痛，无双上肢麻，无恶心呕吐，时有咳嗽咳痰，痰液色黄质稀易咳出，无恶寒发热，无口干口苦，无心悸胸痛、腹胀腹痛等不适。纳寐尚可，二便调。查体：生命征平稳。“巧坞”常，目诊见双侧“勒答”白睛12点反应区、右侧“勒答”9点反应区脉络细小、色暗。甲诊见甲色淡暗，按压甲尖放开后，恢复原色稍慢。舌诊见舌暗淡，边有齿痕，苔薄白，舌下络脉迂曲，六脉沉稍弦，尺脉不及。双肺呼吸音稍粗，未闻及明显干湿啰音。心脏腹部查体未见明显异常。专科查体：颈椎生理曲度存在，局部肌肉稍紧张，颈部C4～C7旁轻压痛，棘突轻叩痛，颈活动度为前屈30°、后伸35°、左侧屈45°、右侧屈45°、左旋转50°、右旋转50°，双上肢肌力、肌张力正常，浅感觉正常，椎间孔挤压试验（+），双侧臂丛神经牵拉试验（−），旋颈试验（−），肱二、三头肌腱反射正常。辅助检查：新型冠状病毒核酸检测阴性。×××主治医师查房后分析：壮医方面，五诊合参，本病属于壮医学“活邀尹”范畴，本病缘于患者长期劳累，耗伤气血，已致于气虚无力推动血行，血液运行不畅，瘀血阻滞，局部龙路、火路气机不畅，天人地三气不同步，故出现颈部酸胀痛不适。现患者目诊见双侧“勒答”12点反应区、右侧9点反应区脉络细小、色暗，甲诊见甲色淡暗，按压后恢复原色稍慢，患者舌诊脉诊见舌淡暗，舌下脉络迂曲，脉沉稍弦，尺脉不及，五诊合参考虑当前属气滞血瘀之征，气滞、瘀血属阴，故本病辨为阴证，考虑患者现主要以气机阻滞导致血行不通，日久形成瘀血阻滞经络导致颈部两路不通，筋结点形成，以致颈部酸胀痛，故本病按我科活邀尹（颈椎退行性病变）诊疗方案辨为阴证同时进一步辨为气郁型。壮医诊断：活邀尹［hoziuin］（颈椎病）-阴证。壮医鉴别诊断：本病需与旁巴尹相鉴别，支持点为两者均可见肩关节疼痛，不支持点为旁巴尹是以肩关节疼痛、屈伸不利为主症，多无头晕、上肢麻木等症，壮医筋结摸结多于肩关节周围筋结压痛明显。现患者主以颈部酸胀痛为主症，偶有头晕不适，无肩关节屈伸不利，肩关节周围筋结无明显压痛，根据症状体征可相鉴别。中医方面，四诊合参，本病属于中医学“项痹病”范畴，缘于患者起居失常，平素劳累，气机运行不畅，推动血行不利，日久瘀血内阻瘀积经脉，不通则痛，故见颈部酸胀痛不适。舌暗淡，边有齿痕，苔薄白，舌下络脉迂曲，六脉沉稍弦，尺脉不及，为气滞血瘀之舌脉象。本病病位在颈部，病性属虚实夹杂。中医诊断：项痹病-气滞血瘀证。中医鉴别诊断：本病应与肩痹病相鉴别，支持点为两者均有颈肩疼痛、颈部活动受限；不支持点为肩痹病无头晕，无反射性疼痛，麻木区不按神经区分布，痛点局部封闭后，症状可明显好转，现根据患者当前症状虽有颈部酸胀痛，但同时见头晕等症，故可相鉴别。

西医诊断依据：（1）患者因“反复颈部酸胀痛5月余”入院。（2）入院症见：颈部酸胀痛，时发时止，偶有头晕，劳累后症状加重，伴咳嗽咳痰，痰液色黄质稀可咳出，稍恶寒，无发热。（3）既往史：既往因摔伤于2020-8-1至2020-8-14于我科住院治疗，出院诊断：“1.左前臂软组织损伤；2.颈椎退行性病变；3.乙肝病毒感染”。（4）查体：生命征平稳，双肺呼吸音稍粗，未闻及明显干湿啰音。颈椎生理曲度存在，局部肌肉稍紧张，颈部C4～C7旁轻压痛，棘突轻叩痛，颈活动度为前屈30°、后伸35°、左侧屈45°、右侧屈45°、左旋转50°、右旋转50°，双上肢肌力、肌张力正常，浅感觉正常，椎间孔挤压试验（+），双侧臂丛神经牵拉试验（-），旋颈试验（-），肱二、三头肌腱反射正常。（5）辅助检查：录（本院2020-8-1至2020-8-14住院期间）行颈椎正侧位检查提示为颈椎骨质退行性变。西医诊断：（1）颈椎退行性病变；（2）上呼吸道感染。西医鉴别诊断：本病可与美尼尔综合征相鉴别，支持点为两者均可见头晕、恶心呕吐之症；不支持点为美尼尔综合征为内耳性眩晕，多发于中青年，特点是突发性眩晕，视物旋转，数周或数年发作一次，伴有水平性眼球震颤、恶心、呕吐，一般不伴有颈部疼痛症状。患者现以颈部酸胀痛为主症，虽有头晕，但无眼球震颤，且既往已完善相关颈部影像学检查，从症状及辅助检查结果故可鉴别。治疗上，患者现仍时有咳嗽咳痰，嘱患者继续按时服用复方甘草口服溶液止咳及小柴胡颗粒疏风解表，中壮医外治方面，按患者当前目诊、甲诊、舌诊、脉诊情况总以气滞血瘀为主，瘀血阻滞脏腑气血骨肉，已致于脏腑骨肉失衡，气血失调，三气不同步发为本病，治疗当以“调气，疏通龙路、火路，止痛”为法，继续中壮医外治疗法，同时需配合中壮药口服，调理脏腑功能疏通气血，更好改善患者症状。外治方面，今日开始予普通针刺治疗，行气活血化瘀止痛，患者当前辨为气滞血瘀之证，舌淡暗，舌下脉络迂曲，瘀阻之象明显，以针刺疏通局部及全身龙路火路可使气行血畅，疼痛得消，每周5次，每天1次，10天为1个疗程。另继续予壮医药熨治疗温经通络，以温热之力使药熨中的药力可直达作用部位，气滞、瘀血为阴证，以热力即可使局部瘀阻得通，也可在药力作用下调畅人体气机，恢复天人地三气同步，每周6次，每天1次，10天为1个疗程。继续予雷火灸以调畅气机，气畅则血行，血行则瘀血可化、疼痛可消，且患者舌脉象除有气滞血瘀之象，还可见舌体边有齿痕，有湿蕴之象，则通过雷火灸补气温阳，湿气亦可运化，每周6次，每天1次，10天为1个疗程。中壮药内服，现予通路调气汤加减，方中丹参通调龙路火路，为主药，牛膝补益肝肾、壮筋骨，牛膝、川芎合用加强通调龙路火路作用，葛根升阳气，白芍养肝补阴虚，活血通路，白术补脾、祛湿毒，桂枝祛风毒，紫菀止咳，炒枳实、柴胡通气道，是为帮药，炙甘草为带药调和诸药，诸药合用，调龙路火路，通气道，止咳嗽。具体方药如下：

柴胡20g　白芍10g　葛根10g　炒枳实10g　川芎15g　丹参（拉岜勒）15g
牛膝15g　炙甘草10g　白术20g　紫菀20g　桂枝15g
3剂，日1剂，水冲150mL，分早中晚3次饭后温服。

经治医师：×××　　**手签：**

主治医师：×××　　**手签：**

2020-12-24，11:49

×××副主任医师查房记录

今日随×××副主任医师查房，患者×××颈部酸胀痛较前稍减轻，时有头晕，无双上肢牵拉痛，无双上肢麻，无恶心呕吐，时有咳嗽、咳痰同前，现痰液颜色由黄转白，质稀易咳出，无恶寒发热，无口干口苦等不适。纳寐尚可，二便调。查体：生命征平稳，“巧坞”常，双侧“勒答”白睛12点反应区、右侧“勒答”9点反应区见脉络细小、色暗。甲色淡暗，按压甲尖放开后，恢复原色稍慢。舌暗淡，边有齿痕，苔薄白，舌下络脉迂曲，六脉沉稍弦，尺脉不及。双肺呼吸音稍粗，未闻及明显干湿啰音。心脏、腹部查体未见明显异常。专科查体：颈部局部肌肉稍紧张，颈部C4～C7旁轻压痛，棘突轻叩痛，颈活动度为前屈30°、后伸35°、左侧屈45°、右侧屈45°、左旋转50°、右旋转50°，双上肢肌力、肌张力正常，浅感觉正常，椎间孔挤压试验（+），双侧臂丛神经牵拉试验（–），旋颈试验（–），肱二、三头肌腱反射正常。辅助检查：感染性八项定性检测，乙型肝炎表面抗原阳性反应↑、乙型肝炎e抗体阳性反应↑、乙型肝炎核心抗体阳性反应↑。肝功13项，白蛋白32.6g/L↓。超敏C反应蛋白＞5mg/L↑。大便常规、血脂五项、电解质、肾功能全套、凝血四项、血常规未见明显异常。行胸部平扫检查提示右肺上叶尖段、中叶内侧段混杂磨玻璃密度影，考虑感染性病变，建议治疗后复查。心电图提示窦性心律、正常范围心电图。×××副主任医师查房后分析：结合患者临床症状、病史、体征及辅助检查，目前明确壮医诊断为活邀尹［hoziuin］（颈椎病）-阴证。壮医认为所有痛证均由于龙路或火路阻滞不通而引起的，龙路和火路在人体内虽未直接与大自然相通，但却是维持人体生机和反映疾病动态的两条极为重要的内封闭通道。龙路是血液的通道，功能主要是为内脏骨肉输送营养，火路为传感之道，其中枢在“巧坞”（大脑）。患者体虚气弱，气行不畅，阻滞龙路、火路，即可产生痛证，结合患者舌脉象及症状体征，本病辨为阴证，同时“气为血之帅”，壮医病因病机理论中有“气血失衡论”，根据这个理论，患者体内气血运行疏布失衡，现患者瘀血阻滞两路主因体内气运不通，故气机循环不畅是为主因，日久导致瘀血阻络龙路、火路发为本病，故进一步在辨为阴证的基础上考虑本病为阴证-气郁型，因而当前治疗上，疏通气血，通调龙路、火路，疼痛方能消除。中医诊断为项痹病-气滞血瘀证。叶天士对于痹久不愈者，有“久病入络”之说，倡用活血化瘀及虫类药物，搜剔宣通络脉。王清任《医林改错·痹症有瘀血说》认为痹证与瘀血关系密切，可用活血化瘀的身痛逐瘀汤治疗，此治疗思路总以活血化瘀为主，和当前针对本病的壮医治法“调气，通两路”相通，故从中壮医理论来看当前诊疗方案切实可行。西医诊断为颈椎退行性病变、上呼吸道感染。治疗上，患者感染性八项检查提示乙型肝炎表面抗原、乙型肝炎e抗体、乙型肝炎核心抗体增高，既往诊疗提示“乙肝病毒感染”，本次住院患者肝功能未见明显异常，建议患者进一步检查乙肝病毒DNA及MRI-上腹部平扫+增强以了解当前乙肝病毒复制情况及排除肝硬化，患者拒绝，嘱期定期复查肝功能，必要时到脾胃肝病科专科就诊；现患者仍有咳嗽咳痰之症，胸部平扫提示考虑肺部感染性病变，患者拒绝抗感染治疗，要求继续行中壮医治疗，考虑患者当前血常规未见明显异常，无恶寒发热之症，暂不予抗感染，继续予当前中壮医外治及中壮药内服。在中壮医治疗方面以黄瑾明教授“毒虚致病”理论及“脏腑骨肉气血论”学术思想为指导，以调气为法、调神为本、舒筋解结，考虑患者总因平素劳累导致脏腑气血骨肉功能失调，以致正气亏损，局部两路不通形成筋结点发为本病，除继续当前普通针刺、雷火灸、壮医药熨治疗疏通气血、解局部筋结外，今日予加用壮医药物竹罐治疗以加强理气调畅全身气机之功，部位为颈部4个、肩背部10个、腰部6个，共20个。另壮医治疗方法里提倡“补虚必备血肉有情之品”，除继续服用当前中壮药内服汤剂外（拟方药同前），建议患者饮食方面合理膳食，患者当前辨为阴证，阴证宜食祛毒、调气扶正的血肉有情之品，如瘦肉、猪骨等，可予桑枝、葛根同煮，补虚通络，药食同用，更好改善患者症状，续观。

经治医师：×××　　　　手签：

副主任医师：×××　　　　手签：

2020-12-26，10:45

日常病程记录

今日查房，患者颈部酸胀痛较前减轻，偶感头晕，无双上肢肢麻、牵拉痛，无恶心呕吐，咳嗽咳痰较前稍减轻，痰液色白易咳出，无恶寒发热，纳寐尚可，二便调。查体：生命征平稳，“巧坞”常，目诊见双侧“勒答”白睛12点反应区、右侧“勒答”9点反应区脉络细小、色暗；甲诊见甲色淡暗，按压甲尖放开后，恢复原色稍慢；舌诊见舌暗淡，边有齿痕，苔薄白，舌下络脉迂曲，六脉沉稍弦，尺脉不及。双肺呼吸音稍粗，未闻及明显干湿啰音。心脏腹部查体未见明显异常。专科查体：颈部局部肌肉稍紧张，颈部C4～C7旁轻压痛，棘突轻叩痛，颈活动度为前屈30°、后伸35°、左侧屈45°、右侧屈45°、左旋转50°、右旋转50°，双上肢肌力、肌张力正常，浅感觉正常，椎间孔挤压试验(+)，双侧臂丛神经牵拉试验(-)，旋颈试验(-)，肱二、三头肌腱反射正常。治疗上，患者颈部症状较前改善，咳嗽咳痰症状较前稍减轻，综合患者当前症状，考虑患者除颈部症状外仍有咳嗽咳痰之症，现已无恶寒等外感症状，予调整中壮药内服方部分用药，予通路调气汤加减，去桂枝、白术，将紫菀用量由20g调整至15g，并予加用射干利咽，法半夏燥湿化痰，厚朴、陈皮健运中焦益气，余用药用量同前。余治疗同前，续观。

经治医师：×××　　　　手签：

第九章

壮医住院病案首页数据填写规范

第一节　基本要求

第一条　为加强壮医住院病案首页管理，提高壮医病案信息质量，保障医疗安全，依据《中华人民共和国统计法》《中医病历书写基本规范》《中医住院病案首页数据填写质量规范》等相关法律法规和规范，制定本规范。

第二条　壮医住院病案首页是医务人员使用文字、符号、代码、数字等方式，将患者住院期间相关信息精炼汇总在特定的表格中，形成的病例数据摘要。壮医住院病案首页包括患者基本信息、住院过程信息、诊疗信息、费用信息。

第三条　壮医住院病案首页填写应当客观、真实、及时、规范，项目填写完整，准确反映住院期间中医诊疗信息。

第四条　壮医住院病案首页中常用的标量、称量应当使用国家计量标准和卫生行业通用标准。

第五条　壮医住院病案首页应当使用规范的疾病、证候诊断和手术操作名称。诊断依据应在病历中可追溯。

第六条　门（急）诊诊断指患者住院的理由，分别有门（急）诊壮医诊断及疾病编码、门（急）诊中医诊断及疾病编码和门（急）诊西医诊断及疾病编码。

第七条 壮医诊断名称由壮医病名和证候名构成，中医诊断名称由中医病名和证候名构成，西医诊断名称一般由病因、部位、临床表现、病理诊断等要素构成。

壮医诊断名称使用广西壮族自治区地方标准《壮医病证分类与代码》，中医病证诊断编码应当统一使用《中医病证分类与代码》(GB/T15657—1995，简称TCD)，西医疾病诊断编码应当统一使用ICD-10，手术和操作编码应当统一使用ICD-9-CM-3。

第八条 医疗机构应当建立壮医病案质量管理与控制工作制度，确保壮医住院病案首页数据质量。

第二节 填写规范

第九条 入院时间是指患者实际入病房的接诊时间；出院时间是指患者治疗结束或终止治疗离开病房的时间，其中死亡患者是指其死亡时间；记录时间应当精确到分钟。

第十条 治疗类别是指患者住院期间接受治疗的类别，壮中医治疗是指针对壮医及中医主病主证采用以中医药（含民族医药）为主进行的治疗；西医治疗是指针对西医诊断实施的现代医学治疗。

实施壮医、中医临床路径是指住院病人在院期间实施了壮医、中医临床路径。

使用医疗机构壮药、中药制剂是指对住院病人使用经省级以上药监部门批准而配制、自用的固定处方制剂，包括本院注册的医疗机构中药制剂以及省级食品药品监督管理局批准的外院调剂使用的壮药、中药制剂进行治疗，医嘱单中应有记录。

使用壮医、中医诊疗设备是指对住院病人使用在壮医诊疗规范和中医理论指导下应用的仪器、设备、器具、材料及其他物品（含民族医诊疗设备）进行治疗，医嘱单中应有记录。

使用壮医、中医诊疗技术是指对住院病人使用以壮医论治、中医理论为指导，能发挥壮医药、中医药特色优势的临床实用技术。使用壮医、中医的诊疗技术应当符合《全国中医医疗统计报表制度》中《中医诊疗技术目录》的有关项目和广西壮医诊疗技术收费项目。

如需区分壮医、中医诊疗设备及壮医、中医诊疗技术项目明细，另以附页方式填写。

辨证施护是指对住院病人根据临床辨证的结果，针对某种（类）疾病、证候（体征）在临床护理中的突出问题，采取相应的壮医、中医护理措施。

第十一条　出院诊断包括出院壮医诊断、中医诊断和出院西医诊断，出院壮医诊断和中医诊断应有主病及编码、主证及编码，出院西医诊断应有主要诊断和其他诊断（并发症和合并症）及编码。

第十二条　主要诊断一般是患者住院的理由，原则上应选择本次住院对患者健康危害最大、消耗医疗资源最多、住院时间最长的疾病诊断。

第十三条　主要诊断选择的一般原则

（一）壮医诊断以壮医论治方法决定，包括主病和主证。

（二）中医诊断以整体审察、诊法合参、病证结合、动静统一为原则，包括主病和主证。

（三）西医病因诊断能包括疾病的临床表现，则选择病因诊断作为主要诊断。

（四）以手术治疗为住院目的的，则选择与手术治疗相一致的疾病作为主要诊断。

（五）以疑似诊断入院，出院时仍未确诊，则选择临床高度怀疑、倾向性最大的疾病诊断作为主要诊断。

（六）因某种症状、体征或检查结果异常入院，出院时诊断仍不明确，则以该症状、体征或异常的检查结果作为主要诊断。

（七）疾病在发生发展过程中出现不同危害程度的临床表现，且本次住院以某种临床表现为诊治目的，则选择该临床表现作为主要诊断。疾病的临终状态原则上不能作为主要诊断。

（八）本次住院仅针对某种疾病的并发症进行治疗时，则该并发症作为主要诊断。

第十四条　住院过程中出现比入院诊断更为严重的并发症或疾病时，按以下原则选择主要诊断：

（一）手术导致的并发症，选择原发病作为主要诊断。

（二）非手术治疗或出现与手术无直接相关性的疾病，按第十三条选择主要诊断。

第十五条　肿瘤类疾病按以下原则选择主要诊断：

（一）本次住院针对肿瘤进行手术治疗或进行确诊的，选择肿瘤为主要诊断。

（二）本次住院针对继发肿瘤进行手术治疗或进行确诊的，即使原发肿瘤依然存在，选择继发肿瘤为主要诊断。

（三）本次住院仅对恶性肿瘤进行放疗或化疗时，选择恶性肿瘤放疗或化疗为主要诊断。

（四）本次住院针对肿瘤并发症或肿瘤以外的疾病进行治疗的，选择并发症或该疾病为主要诊断。

第十六条 产科的主要诊断应当选择产科的主要并发症或合并症。没有并发症或合并症的，主要诊断应当由妊娠、分娩情况构成，包括宫内妊娠周数、胎数（G）、产次（P）、胎方位、胎儿和分娩情况等。

第十七条 多部位损伤，以对健康危害最大的损伤或主要治疗的损伤作为主要诊断。

第十八条 多部位灼伤，以灼伤程度最严重部位的诊断为主要诊断。在同等程度灼伤时，以面积最大部位的诊断为主要诊断。

第十九条 以治疗中毒为主要目的的，选择中毒为主要诊断，临床表现为其他诊断。

第二十条 其他诊断是指除主要诊断以外的疾病、症状、体征、病史及其他特殊情况，包括并发症和合并症。并发症是指一种疾病在发展过程中引起的另一种疾病，后者即为前者的并发症。合并症是指一种疾病在发展过程中出现的另外一种或几种疾病，后发生的疾病不是前一种疾病引起的。合并症可以是入院时已存在，也可以是入院后新发生或新发现的。

第二十一条 填写其他诊断时，先填写主要疾病并发症，后填写合并症；先填写病情较重的疾病，后填写病情较轻的疾病；先填写已治疗的疾病，后填写未治疗的疾病。

第二十二条 下列情况应当写入其他诊断：入院前及住院期间与主要疾病相关的并发症；现病史中涉及的疾病和临床表现；住院期间新发生或新发现的疾病和异常所见；对本次住院诊治及预后有影响的既往疾病。

第二十三条 由于各种原因导致原诊疗计划未执行，且无其他治疗出院的，原则上选择拟诊疗的疾病为主要诊断，并将影响原诊疗计划执行的原因（疾病或其他情况等）写入其他诊断。

第二十四条 手术及操作名称一般由部位、术式、入路、疾病性质等要素构成。多个术式时，主要手术首先选择与主要诊断相对应的手术。一般是技术难度最大、过程最复杂、风险最高的手术，应当填写在首页手术操作名称栏中第一行。既有手术又有操作时，按手术优先原则，依手术、操作时间顺序逐行填写。

仅有操作时，首先填写与主要诊断相对应的、主要的治疗性操作（特别是有创的治疗性操作），后依时间顺序逐行填写其他操作。

第三节　填报人员要求

第二十五条　临床医师、编码员及各类信息采集录入人员，在填写病案首页时应当按照规定的格式和内容及时、完整和准确填报。

第二十六条　临床医师应当按照本规范要求填写壮医、中医、西医诊断及手术操作等诊疗信息，并对填写内容负责。

第二十七条　编码员应当按照本规范要求，根据广西壮族自治区地方标准《壮医病证分类与代码》和国家规定的《中医病证分类与代码》GB/T15657—1995）准确编写壮医病证代码、中医病证代码和西医疾病分类与手术操作代码。临床医师已做出明确诊断，但书写格式不符合疾病分类规则的，编码员可按分类规则实施编码。

第二十八条　信息管理人员应当按照国家中医药管理局下发《中医电子病历基本规范（试行）》（国中医药发〔2010〕第18号）中数据传输接口标准及时上传数据，确保住院病案首页数据完整、准确。

第四节　其　他

第二十九条　壮医住院病案首页费用归类，每笔费用类别应清晰、准确。壮医住院病案首页费用归类执行国家中医药管理局《关于修订中医住院病案首页的通知》（国中医药医政发〔2011〕54号）的要求。

第三十条　做好壮医住院病案首页质量控制工作，确保病案首页数据真实、准确、可靠。

第三十一条　本规范根据《中医住院病案首页数据填写质量规范》制定。

第三十二条　本规范自2019年2月1日实施。

第十章

住院病案首页项目填写说明

第一节　基本要求

（一）凡本次修订的病案首页与前一版病案首页相同的项目，未就项目填写内容进行说明的，仍按照《卫生部关于修订下发住院病案首页的通知》（卫医发〔2001〕286号）执行。

（二）签名部分可由相应医师、护士、编码员手写签名或使用可靠的电子签名。

（三）凡栏目中有“□”的，应当在“□”内填写适当阿拉伯数字。栏目中没有可填写内容的，填写“–”。如：联系人没有电话，在电话处填写“–”。

（四）疾病编码：指患者所罹患疾病的标准编码。目前按照全国统一的ICD-10编码执行。

（五）病案首页背面中空白部分留给各省级卫生行政部门结合医院级别类别增加具体项目。

第二节　部分项目填写说明

（一）“医疗机构”指患者住院诊疗所在的医疗机构名称，按照《医疗机构执业许可证》登记的机构名称填写。组织机构代码目前按WS218-2002卫生机构（组织）分类与代码标准填写，代码由8位本体代码、连字符和1位检验码组成。

（二）医疗付费方式分为：1.城镇职工基本医疗保险；2.城镇居民基本医疗保险；3.新型农村合作医疗；4.贫困救助；5.商业医疗保险；6.全公费；7.全自费；8.其他社会保险；9.其他。应当根据患者付费方式在“□”内填写相应阿拉伯数字。其他社会保险指生育保险、工伤保险、农民工保险等。

（三）健康卡号：在已统一发放“中华人民共和国居民健康卡”的地区填写健康卡号码，尚未发放“中华人民共和国居民健康卡”的地区填写“就医卡号”等患者识别码或暂不填写。

（四）“第N次住院”指患者在本医疗机构住院诊治的次数。

（五）病案号：指本医疗机构为患者住院病案设置的唯一性编码。原则上，同一患者在同一医疗机构多次住院应当使用同一病案号。

（六）年龄：指患者的实足年龄，为患者出生后按照日历计算的历法年龄。年龄满1周岁的，以实足年龄的相应整数填写；年龄不足1周岁的，按照实足年龄的月龄填写，以分数形式表示。分数的整数部分代表实足月龄，分数部分分母为30，分子为不足1个月的天数，如“$4\frac{15}{30}$月”代表患儿实足年龄为4个月又15天。

（七）从出生到28天为新生儿期。出生日为第0天。产妇病历应当填写“新生儿出生体重”；新生儿期住院的患儿应当填写“新生儿出生体重”“新生儿入院体重”。新生儿出生体重指患儿出生后第一小时内第一次称得的重量，要求精确到10克；新生儿入院体重指患儿入院时称得的重量，要求精确到10克。

（八）出生地：指患者出生时所在地点。

（九）籍贯：指患者祖居地或原籍。

（十）身份证号：除无身份证号或因其他特殊原因无法采集者外，住院患者入院时要如实填写18位身份证号。

（十一）职业：按照国家标准《个人基本信息分类与代码》（GB/T2261.4）要求填写，共13种职业：11.国家公务员、13.专业技术人员、17.职员、21.企业管理人员、24.工人、27.农民、31.学生、37.现役军人、51.自由职业者、54.个体经营者、70.无业人员、80.退（离）休人员、90.其他。根据患者情况，填写职业名称，如：职员。

（十二）婚姻：指患者在住院时的婚姻状态。可分为：1.未婚；2.已婚；3.丧偶；4.离婚；9.其他。应当根据患者婚姻状态在“□”内填写相应阿拉伯数字。

（十三）现住址：指患者来院前近期的常住地址。

（十四）户口地址：指患者户籍登记所在地址，按户口所在地填写。

（十五）工作单位及地址：指患者在就诊前的工作单位及地址。

（十六）联系人“关系”：指联系人与患者之间的关系，参照《家庭关系代码》国家标准（GB/T4761）填写：1.配偶，2.子，3.女，4.孙子、孙女或外孙子、外孙女，5.父母，6.祖父母或外祖父母，7.兄、弟、姐、妹，8/9.其他。根据联系人与患者实际关系情况填写，如：孙子。对于非家庭关系人员，统一使用“其他”，并可附加说明，如：同事。

（十七）入院途径：指患者收治入院治疗的来源，经由本院急诊、门诊诊疗后入院，或经由其他医疗机构诊治后转诊入院，或其他途径入院。

（十八）治疗类别：指对该患者采用何种类别医学方法治疗。

1.中医：是指针对病人的主病主证，主要以中药（或民族药）各种剂型、各种途径进行治疗和/或以中医（或民族医）非药物疗法进行治疗的方法。[注：选中医治疗时，需明确是采用中医（1.1）或民族医（1.2），不能填写阿拉伯数字1]

2.中西医：是指针对主要疾病和主要症状体征，结合运用中医和现代医学的技术方法，以及在中西医结合研究中不断创造的中西医结合理论方法所进行的治疗。

（十九）转科科别：如果超过一次以上的转科，用“→”转接表示。

（二十）实际住院天数：入院日与出院日只计算一天，例如：2011年6月12日入院，2011年6月15日出院，计住院天数为3天。

（二十一）门（急）诊诊断：指患者在住院前，由门（急）诊接诊医师在住院证上填写的门（急）诊壮医病证诊断、中医病证诊断、西医诊断。

（二十二）临床路径：应当根据对患者选择的临床路径实际情况在“□”内填写相应阿拉伯数字。

（二十三）医疗机构中药制剂：医疗机构中药制剂是医疗机构根据本单位临床需要经批准而配制、自用的固定的中药处方制剂。包括本院注册的医疗机构中药制剂以及省级食品药品监督管理局批准的外院调剂使用的中药制剂。

（二十四）壮/中医诊疗设备：中医诊疗设备（含民族医诊疗设备）是指在诊疗活动中，在中医理论指导下应用的仪器、设备、器具、材料及其他物品（包括所需软件）。具体品种可以参考国家中医药管理局中医诊疗设备评估选型推荐品目。

（二十五）壮医、中医诊疗技术：壮医、中医诊疗技术是以壮医、中医理论为指导的，以简、便、廉、验为特点的，能发挥壮医、中医药特色优势的临床实用技术。

（二十六）辨证施护：指根据临床辨证的结果,针对某种（类）疾病、症状（体征）在临床护理中的突出问题，采取相应的壮医、中医护理措施。

（二十七）出院诊断：指患者出院时，临床医师根据患者所做的各项检查、治疗、转归以及门急诊诊断、手术情况、病理诊断等综合分析得出的最终壮医主要病证诊断、中医主要病证诊断、西医诊断。

1.主病：指患者在住院期间确诊的主要壮医、中医病名。

2.主证：指患者所患主病的主要证候。

3.主要诊断：指患者住院过程中对身体健康危害最大，花费医疗资源最多，住院时间最长的西医疾病诊断。外科的主要诊断指患者住院接受手术进行治疗的疾病；产科的主要诊断指产科的主要并发症或伴随疾病。

4.其他诊断：除主要诊断及医院感染名称（诊断）外的其他诊断，包括并发症和合并症。

（二十八）入院病情：指对患者入院时病情评估情况。将“出院诊断”与入院病情进行比较，按照“出院诊断”在患者入院时是否已具有，分为：1.有；2.临床未确定；3.情况不明；4.无。根据患者具体情况，在每一出院诊断后填写相应的阿拉伯数字。

1.有：对应本出院诊断在入院时就已明确。例如，患者因“乳腺癌”入院治疗，入院前已经钼靶、针吸细胞学检查明确诊断为“乳腺癌”，术后经病理亦诊断为乳腺癌。

2.临床未确定：对应本出院诊断在入院时临床未确定，或入院时该诊断为可疑诊断。例如：患者因“乳腺恶性肿瘤不除外”“乳腺癌？”或“乳腺肿物”入院治疗，因缺少病理结果，肿物性质未确定，出院时有病理诊断明确为乳腺癌或乳腺纤维瘤。

3.情况不明：对应本出院诊断在入院时情况不明。例如：乙型病毒性肝炎的窗口期、社区获得性肺炎的潜伏期，因患者入院时处于窗口期或潜伏期，故入院时未能考虑此诊断或主观上未能明确此诊断。

4.无：在住院期间新发生的，入院时明确无对应本出院诊断的诊断条目。例如：患者出现围术期心肌梗死。

（二十九）损伤、中毒的外部原因：指造成损伤的外部原因及引起中毒的物质，如：意外触电、房屋着火、公路上汽车翻车、误服农药。不可以笼统填写车祸、外伤等。应当填写损伤、中毒的标准编码。

（三十）病理诊断：指各种活检、细胞学检查及尸检的诊断，包括术中冰冻的病理结果。病理号：填写病理标本编号。

（三十一）药物过敏：指患者在本次住院治疗以及既往就诊过程中，明确的药物过敏史，并填写引发过敏反应的具体药物，如：青霉素。

（三十二）死亡患者尸检：指对死亡患者的机体进行剖验，以明确死亡原因。非死亡患者应当在“□”内填写“–”。

（三十三）血型：指在本次住院期间进行血型检查明确，或既往病历资料能够明确的患者血型。根据患者实际情况填写相应的阿拉伯数字：1.A；2.B；3.O；4.AB；5.不详；6.未查。如果患者无既往血型资料，本次住院也未进行血型检查，则按照“6.未查”填写。“Rh”根据患者血型检查结果填写。

（三十四）签名：

1.医师签名要能体现三级医师负责制。三级医师指住院医师、主治医师和具有副主任医师以上专业技术职务任职资格的医师。在三级医院中，病案首页中“科主任”栏签名可以由病区负责医师代签，其他级别的医院必须由科主任亲自签名，如有特殊情况，可以指定主管病区的负责医师代签。

2.责任护士：指在已开展责任制护理的科室，负责本患者整体护理的责任护士。

3.编码员：指负责病案编目的分类人员。

4.质控医师：指对病案终末质量进行检查的医师。

5.质控护士：指对病案终末质量进行检查的护士。

6.质控日期：由质控医师填写。

（三十五）手术及操作编码：目前按照全国统一的ICD-9-CM-3编码执行。表格中第一行应当填写本次住院的主要手术和操作编码。

（三十六）手术级别：指按照《医疗技术临床应用管理办法》（卫医政发〔2009〕18号）要求，建立手术分级管理制度。根据风险性和难易程度不同，手术分为四级，填写相应手术级别对应的阿拉伯数字：

1.一级手术（代码为1）：指风险较低、过程简单、技术难度低的普通手术；

2.二级手术（代码为2）：指有一定风险、过程复杂程度一般、有一定技术难度的手术；

3.三级手术（代码为3）：指风险较高、过程较复杂、难度较大的手术；

4.四级手术（代码为4）：指风险高、过程复杂、难度大的重大手术。

（三十七）手术及操作名称：指手术及非手术操作（包括诊断及治疗性操作，如介入操作）名称。表格中第一行应当填写本次住院的主要手术和操作名称。

（三十八）切口愈合等级，按以下要求填写：

切口分组	切口等级 / 愈合类别	内涵
0类切口		有手术，但体表无切口或腔镜手术切口
Ⅰ类切口	Ⅰ / 甲	无菌切口 / 切口愈合良好
	Ⅰ / 乙	无菌切口 / 切口愈合欠佳
	Ⅰ / 丙	无菌切口 / 切口化脓
	Ⅰ / 其他	无菌切口 / 出院时切口愈合情况不确定
Ⅱ类切口	Ⅱ / 甲	沾染切口 / 切口愈合良好
	Ⅱ / 乙	沾染切口 / 切口愈合欠佳
	Ⅱ / 丙	沾染切口 / 切口化脓
	Ⅱ / 其他	沾染切口 / 出院时切口愈合情况不确定
Ⅲ类切口	Ⅲ / 甲	感染切口 / 切口愈合良好
	Ⅲ / 乙	感染切口 / 切口欠佳
	Ⅲ / 丙	感染切口 / 切口化脓
	Ⅲ / 其他	感染切口 / 出院时切口愈合情况不确定

1. 0类切口：指经人体自然腔道进行的手术以及经皮腔镜手术，如经胃腹腔镜手术、经脐单孔腹腔镜手术、胃镜下结肠息肉电切术、冠脉造影术等。

2. Ⅰ类切口：无菌切口，又叫清洁手术切口，指在充分准备的条件下，可以做到临床上是无菌的切口。常见的有颅脑、四肢、躯干不进入胸、腹腔脏器等手术，如：甲状腺切除术、乳腺切除术、单纯骨折切开复位术、单纯疝修补术等。

3. Ⅱ类切口：可能污染的切口，指按手术性质有可能污染的手术切口，鼻及鼻窦手术、扁桃体手术、气管支气管手术、断肢（指）再造术、胃肠手术、胆囊及胆道手术，如：阑尾切除术、胆囊切除术、肺叶切除术等。某些部位（如阴囊及会阴部）皮肤不易彻底消毒，其切口也属于此类。重新切口、新近愈合的切口（如二期胸廓成形术的切口），以及6小时以内的创伤面，经过初期外科处理而缝合的切口均属于此类切口。

4. Ⅲ类切口：感染切口，指在邻近感染区，直接暴露于感染物的切口，如：十二指肠溃疡穿孔缝合术、阑尾穿孔的手术、脓肿切开引流术、脓胸引流术、化脓性腹膜炎腹腔探查术、结核性脓肿切除缝合术等属于此类切口，与口腔通连的切口（如腭裂修补手术）也属于此类切口。

5. 甲级愈合：切口愈合优良，没有不良反应的初期愈合。

6. 乙级愈合：切口愈合欠佳，有血肿、积液、皮肤坏死、切口破裂等，但切口未化脓。

7. 丙级愈合：切口感染，即切口化脓，需要将缝合的切口分开进行引流。

8. 其他：指出院时切口未达到拆线时间，切口未拆线或无须拆线，愈合情况尚未明确的状态。

（三十九）麻醉方式：指为患者进行手术、操作时使用的麻醉方法，如全麻、局麻、硬膜外麻等。

（四十）离院方式：指患者本次住院出院的方式，填写相应的阿拉伯数字。主要包括：

1. 医嘱离院（代码为1）：指患者本次治疗结束后，按照医嘱要求出院，回到住地进一步康复等情况。

2. 医嘱转院（代码为2）：指医疗机构根据诊疗需要，将患者转往相应医疗机构进一步诊治，用于统计“双向转诊”开展情况。如果接收患者的医疗机构明确，需要填写转入医疗机构的名称。

3. 医嘱转社区卫生服务机构/乡镇卫生院（代码为3）：指医疗机构根据患者诊疗情况，将患者转往相应社区卫生服务机构进一步诊疗、康复，用于统计“双向转诊”开展情况。如果接收患者的社区卫生服务机构明确，需要填写社区卫生服务机构/乡镇卫生院名称。

4. 非医嘱离院（代码为4）：指患者未按照医嘱要求而自动离院，如：患者疾病需要住院治疗，但患者出于个人原因要求出院，此种出院并非由医务人员根据患者病情决定，属于非医嘱离院。

5. 死亡（代码为5）：指患者在住院期间死亡。

6. 其他（代码为9）：指除上述5种出院去向之外的其他情况。

（四十一）是否有出院31天内再住院计划：指患者本次住院出院后31天内是否有诊疗需要的再住院安排。如果有再住院计划，则需要填写目的，如：进行二次手术。

（四十二）颅脑损伤患者昏迷时间：指颅脑损伤的患者昏迷的时间合计，按照入院前、入院后分别统计，间断昏迷的填写各段昏迷时间的总和。只有颅脑损伤的患者需要填写昏迷时间。

（四十三）住院费用：总费用指患者住院期间发生的与诊疗有关的所有费用之和，凡可由医院信息系统提供住院费用清单的，住院病案首页中可不填写。已实现城镇职工、城镇居民基本医疗保险或新农合即时结报的地区，应当填写“自付金额”。

住院费用共包括以下10个费用类型：

（1）综合医疗服务类：各科室共同使用的医疗服务项目发生的费用。

① 一般医疗服务费：包括诊查费、床位费、会诊费、营养咨询等费用。

② 一般治疗操作费：包括注射、清创、换药、导尿、吸氧、抢救、重症监护等费用。

③ 护理费：患者住院期间等级护理费用及专项护理费用。

④ 其他费用：病房取暖费、病房空调费、救护车使用费、尸体料理费等。

（2）诊断类：用于诊断的医疗服务项目发生的费用

① 病理诊断费：患者住院期间进行病理学有关检查项目费用。

② 实验室诊断费：患者住院期间进行各项实验室检验费用。

③ 影像学诊断费：患者住院期间进行透视、造影、CT、磁共振检查、B超检查、核素扫描、PET等影像学检查费用。

④ 临床诊断项目费：临床科室开展的其他用于诊断的各种检查项目费用。包括有关内镜检查、肛门指诊、视力检测等项目费用。

（3）治疗类

① 非手术治疗项目费：临床利用无创手段进行治疗的项目产生的费用。包括高压氧舱、血液净化、精神治疗、临床物理治疗等。临床物理治疗指临床利用光、电、热等外界物理因素进行治疗的项目产生的费用，如放射治疗、放射性核素治疗、聚焦超声治疗等项目产生的费用。

② 手术治疗费：临床利用有创手段进行治疗的项目产生的费用。包括麻醉费及各种介入、孕产、手术治疗等费用。

（4）康复类：对患者进行康复治疗产生的费用。包括康复评定和治疗。

（5）中医类（中医和民族医医疗服务）：利用中医或民族医技术和方法进行治疗产生的费用。

（6）西药类：包括有机化学药品、无机化学药品和生物制品费用。

① 西药费：患者住院期间使用西药所产生的费用。

② 抗菌药物费用：患者住院期间使用抗菌药物所产生的费用，包含于“西药费”中。

（7）中药类：包括中成药和中草药费用。

① 中成药费：患者住院期间使用中成药所产生的费用。中成药是以中草药

为原料，经制剂加工制成各种不同剂型的中药制品。

② 医疗机构中药制剂费：患者住院期间使用医疗机构中药制剂所产生的费用，包含于“中成药费”中。

③ 中草药费：患者住院期间使用中草药所产生的费用，包括中药饮片和中药配方颗粒。中草药主要由植物药（根、茎、叶、果）、动物药（内脏、皮、骨、器官等）和矿物药组成。

（8）血液和血液制品类

① 血费：患者住院期间使用临床用血所产生的费用，包括输注全血、红细胞、血小板、白细胞、血浆的费用。医疗机构对患者临床用血的收费包括血站供应价格、配血费和储血费。

② 白蛋白类制品费：患者住院期间使用白蛋白的费用。

③ 球蛋白类制品费：患者住院期间使用球蛋白的费用。

④ 凝血因子类制品费：患者住院期间使用凝血因子的费用。

⑤ 细胞因子类制品费：患者住院期间使用细胞因子的费用。

（9）耗材类：当地卫生、物价管理部门允许单独收费的耗材。按照医疗服务项目所属类别对一次性医用耗材进行分类。“诊断类”操作项目中使用的耗材均归入“检查用一次性医用材料费”；除“手术治疗”外的其他治疗和康复项目（包括“非手术治疗”“临床物理治疗”“康复”“中医治疗”）中使用的耗材均列入“治疗用一次性医用材料费”；“手术治疗”操作项目中使用的耗材均归入“手术用一次性医用材料费”。

① 检查用一次性医用材料费：患者住院期间检查检验所使用的一次性医用材料费用。

② 治疗用一次性医用材料费：患者住院期间治疗所使用的一次性医用材料费用。

③ 手术用一次性医用材料费：患者住院期间进行手术、介入操作时所使用的一次性医用材料费用。

（10）其他类

其他费：患者住院期间未能归入以上各类的费用总和。

第十一章

壮医病证名称、分类与代码

一、范围

内容适用于医疗机构的壮医医疗、卫生统计、病案管理、科研、教学及交流。

二、引用标准

《壮医病证名称规范（Name Authority of Diseases in Zhuang Medicine）》。

三、术语、符号

（一）术语

壮医病证名称分类是将《壮医病证名称规范（Name Authority of Diseases in Zhuang Medicine）》中的壮医疾病名称根据某些原则和规律分类于类目及系统的方法。

（二）符号

① 圆括号（）：圆括号中的内容是对圆括号前的壮医病名内容加以说明。

② 中括号［］：中括号中的内容是对中括号前的壮医病名的壮语发音。

四、编制原则

（一）壮医病证名称分类

壮医的临床诊断，疾病名称与证型是不可分割的。

1.壮医疾病名称分类原则：本文规定的疾病名称以该病所属的临床科别、专科系统及壮医医学理论体系进行类目和分类目分类。

① 科别类目：内科、外科、妇科、儿科、五官科、骨伤科、壮医经筋科，共计七个类目。

② 病名的专科分类根据病名所属的专科的二级分类和壮医医学理论体系进行分类。

2.壮医证候分类原则：本文规定壮医证候分类原则根据壮医医学辨证理论体系划分。

症候分类：阳证ZZ01、阴证ZZ02。

（二）壮医病证名称分类编码

1.壮医疾病名称分类方法：病名分类编码采用汉语拼音首字母及阿拉伯数字混合编码方式，编码结构如下：

×	×	××	××
壮医标识位	科别类目位	专科系统 及壮医 医学理论 体系分类类目位	病名序号

① 医标识位：以汉字“壮”的拼音首字母“Z”表示壮医；

② 科别类目位：以各科科别独有名称中第一个汉字的首字母拼音，如：壮医内科为“N”，其中特殊为五官科，其字母为“T”，代表头部的意思；

③ 专科系统及壮医医学理论体系分类类目位：以各科专科系统分类及壮医医学理论分类疾病名称前两个汉字的拼音首字母表示，如：壮医内科痧病为“ZNSB”，其中特殊的为内科湿病类，因为其分类代码出现重复，所以用汉字拼音字母表中的下一个之母代替，则内科湿病类的编码为“ZNTB”。还有内科瘴病类，因为其按分类方式代码与内科杂病重复，所以用汉字拼音字母中的“V”

代替，则内科瘴病类的编码为“ZNVB”。另外各科分类中不便分类的疾病统一归类于各科“杂病类”，其编码为“Z□ZB”；

④ 病名序号：为同一分类目中的疾病序号，每一个疾病的序号不同，以保证每个疾病的编码不重复。

2.壮医证候名称分类方法：根据壮医医学辨证理论体系辨证，壮医证型分为阳证ZZ01、阴证ZZ02。前两位以“ZZ”表示壮医、证型的含义。后两位以阿拉伯数字序号分类。

3.壮医内科疾病名称与编码：见下表。

<table>
<tr><td colspan="3">**【壮医内科】**［Cang'yih neigoh］
Z　N　××　00
壮医　内科　疾病分类　疾病编号
痧病：SB　瘴病：ZB　蛊病：GB
毒病：DB　风病：FB　湿病：TB
水道病：SD　谷道病：GD
气道病：QD　龙路病：LL　火路病：HD
虚病：XB　脑病：NB　杂病：ZB</td></tr>
<tr><th>编码</th><th>壮名 / 壮文</th><th>中文名 / 拼音</th></tr>
<tr><td>ZNSB</td><td>**痧**［Sa］</td><td>**痧**［shā］</td></tr>
<tr><td>ZNSB01</td><td>发痧［Fatsa］</td><td>发痧［fā shā］</td></tr>
<tr><td>ZNSB02</td><td>贫痧 / 本麻［Baenzsa/Baenzmaz］</td><td>痧病［shā bìng］/ 感冒发热［gǎn mào fā rè］/ 伤风［shāng fēng］/ 风热感冒［fēng rè gǎn mào］/ 流感［liú gǎn］/ 上呼吸道感染［shàng hū xī dào gǎn rǎn］</td></tr>
<tr><td>ZNSB03</td><td>笃痧［Doegsa］</td><td>痧毒［shā dú］</td></tr>
<tr><td>ZNSB04</td><td>嘿痧［Heiqsa］</td><td>痧气［shā qì］</td></tr>
<tr><td>ZNSB05</td><td>麻痧［Mazsa］</td><td>痧麻［shā má］</td></tr>
<tr><td>ZNSB06</td><td>麻痧冇［Mazsa'mbaeu］</td><td>轻痧麻［qīng shā má］</td></tr>
<tr><td>ZNSB07</td><td>麻痧呐［Mazsanaek］</td><td>重痧麻［zhòng shā má］</td></tr>
<tr><td>ZNSB08</td><td>痧腻［Sanit］</td><td>寒痧［hán shā］</td></tr>
<tr><td>ZNSB09</td><td>痧坛［Sa'ndat］</td><td>热痧［rè shā］</td></tr>
<tr><td>ZNSB10</td><td>痧横［Sahwngq］</td><td>暑痧［shǔ shā］</td></tr>
<tr><td>ZNSB11</td><td>痧隆［Sarumz］</td><td>风痧［fēng shā］</td></tr>
<tr><td>ZNSB12</td><td>痧笨红［Sabwnhoengz］</td><td>红毛痧［hóng máo shā］</td></tr>
</table>

续表

编码	壮名 / 壮文	中文名 / 拼音
ZNSB13	痧额票［Sa'ngwzbiu］	标蛇痧［biāo shé shā］
ZNSB14	痧九虽［Sageujsaej］	绞肠痧［jiǎo cháng shā］
ZNSB15	痧鄂［Sa'ngoemx］	哑巴痧［yǎ bā shā］
ZNSB16	痧堵平［Saduzding］	蚂蟥痧［mǎ huáng shā］
ZNZB	**瘴**［Cieng］	**瘴**［zhàng］
ZNVB01	病瘴［Binghcieng］	瘴病［zhàng bìng］/ 疟疾［nuè jí］/ 流行性感冒［liú xíng xìng gǎn mào］
ZNVB02	嘿瘴［Heiqcieng］	瘴气［zhàng qì］
ZNVB03	笃瘴［Doegcieng］	瘴毒［zhàng dú］
ZNVB04	闷头拜［mwndaeuzbai］	闷头拜［mèn tóu bài］
ZNVB05	瘴嚼［Cienggyoet］	冷瘴［lěng zhàng］
ZNVB06	瘴坛［Ciengndat］	热瘴［rè zhàng］
ZNVB07	瘴协［Cienghep］	哑瘴［yǎ zhàng］
ZNVB08	瘴哈撩［Cienghazheu］	青草瘴［qīng cǎo zhàng］
ZNVB09	瘴芒每［Ciengmakmoiz］	黄梅瘴［huáng méi zhàng］
ZNVB10	瘴猴莫［Cienghaeuxmoq］	新禾瘴［xīn hé zhàng］
ZNVB11	瘴哈显［Cienghazhenj］	黄茅瘴［huáng máo zhàng］
ZNGB	**降**［Gyangq］	**蛊**［gǔ］
ZNGB01	贫降［baenzgyangq］	蛊病［gǔ bìng］/ 肝脾肿大［gān pí zhǒng dà］
ZNGB02	水蛊［suijguj］	水蛊［shuǐ gǔ］/ 肝硬化腹水［gān yìng huà fù shuǐ］/ 鼓胀［gǔ zhàng］
ZNGB03	虫蛊［Cungzguj］	虫蛊［chóng gǔ］
ZNGB04	蛊笃［gujdoeg］	蛊毒［gǔ dú］
ZNGB05	发［fat］	发［fā］
ZNGB06	弄［loengh］	弄［nòng］
ZNGB07	噩害［Ngwzhai］	噩害［è hài］
ZNGB08	闷［mwn］	闷［mèn］
ZNDB	**毒　病**	
ZNDB01	病叮笃［Binghdengdoeg］	毒病［dú bìng］

续表

编码	壮名 / 壮文	中文名 / 拼音
ZNDB02	根东洋叮笃［Gwndoenghyiengh dengdoeg］	食物中毒［shí wù zhòng dú］
ZNDB03	根雅叮笃 / 根雅叮笃［Gwnyw dengdoeg］	药物中毒［yào wù zhòng dú］
ZNDB04	叮额笃［Dengngwzdoeg］	蛇毒中毒［shé dú zhòng dú］
ZNDB05	叮笃摁［Deng gij doeg' wnq］	其他毒中毒［qí tā dú zhōng dú］
ZNDB06	毒病［Dengdoeg］	中毒［zhōng dú］
ZNFB	风　病	
ZNFB01	隆风［lungzfungh］	隆风［lóng fēng］
ZNFB02	病隆笃［Binghrumzdoeg］	风毒病［fēng dú bìng］
ZNFB03	麦蛮［maekman］	风疹［fēng zhěn］
ZNFB04	麻邦 / 郎胛 / 中风［Mazbang/Ndanggyaed/Cungfungh］	中风［zhōng fēng］/ 半身不遂［bàn shēn bú suí］/ 偏瘫［piān tān］
ZNFB05	肚痛风［dudungfungh］	肚痛风［dù tòng fēng］
ZNFB06	勒爷狠风 / 狠风［lwgnyez hwnjfung］	急惊风［jí jīng fēng］/ 小儿高热惊风［xiǎo ér gāo rè jīng fēng］/ 小儿惊风［xiǎo ér jīng fēng］/ 高热抽搐［gāo rè chōu chù］
ZNFB07	狠风［hwnjfung］	慢惊风［màn jīng fēng］
ZNFB08	哎迷风［Aimizfungh］	哎迷风［āi mí fēng］
ZNFB09	撒手风［sazsoujfungh］	撒手风［sā shǒu fēng］
ZNFB10	鲫鱼风［Cizyizfungh］	鲫鱼风［jì yú fēng］
ZNFB11	马蹄风［majdizfungh］	马蹄风［mǎ tí fēng］
ZNFB12	天吊风［Denhdiufungh］	天吊风［tiān diào fēng］
ZNFB13	看地风［gandifungh］	看地风［kàn dì fēng］
ZNFB14	弯弓风［vanhgunghfungh］	弯弓风［wān gōng fēng］
ZNFB15	夜啼风［Yedizfungh］	夜啼风［yè tí fēng］
ZNFB16	蚂蟥痧风［majvangzsahfungh］	蚂蟥痧风［mǎ huáng shā fēng］
ZNFB17	疳风［ganhfungh］	疳风［gān fēng］
ZNFB18	啃鹿腊细［gwnz rueg laj siq］	上吐下泻风［shàng tǔ xià xiè fēng］
ZNFB19	鸡爪风［gihcaujfungh］	鸡爪风［jī zhǎo fēng］
ZNFB20	地倒风［Didaujfungh］	地倒风［dì dǎo fēng］

续表

编码	壮名 / 壮文	中文名 / 拼音
ZNFB21	水泻风[suijsefungh]	水泻风[shuǐ xiè fēng]
ZNFB22	黑沙风[hwzsahfungh]	黑沙风[hēi shā fēng]
ZNFB23	肝痛风[ganhdungfungh]	肝痛风[gān tòng fēng]
ZNFB24	呃逆风[wznizfungh]	呃逆风[e nì fēng]
ZNFB25	肝胀风[ganhcangfungh]	肝胀风[gān zhàng fēng]
ZNFB26	潮热风[Cauzyezfungh]	潮热风[cháo rè fēng]
ZNFB27	昏迷风[mwnhmizfungh]	昏迷风[hūn mí fēng]
ZNFB28	发冷风[fazlwngjfungh]	发冷风[fā lěng fēng]
ZNFB29	迷魂风[mizvwnzfungh]	迷魂风[mí hún fēng]
ZNFB30	羊风[Yangzfungh]	羊风[yáng fēng]
ZNFB31	马风[majfungh]	马风[mǎ fēng]
ZNFB32	鹦鹉风[Yinghvujfungh]	鹦鹉风[yīng wǔ fēng]
ZNFB33	猪母风[Cuhmujfungh]	猪母风[zhū mǔ fēng]
ZNFB34	老鸦风[laujyahfungh]	老鸦风[lǎo yā fēng]
ZNFB35	鹊惊风[Cozginghfungh]	鹊惊风[què jīng fēng]
ZNFB36	蛇风[sezfungh]	蛇风[shé fēng]
ZNFB37	发北谋[Fatbagmou]	癫痫[diān xián]
ZNFB38	癫猪风[Denhcuhfungh]	癫猪风[diān zhū fēng]
ZNFB39	路鸟子邪风[luniujswjsezfungh]	路鸟子邪风[lù niǎo zǐ xié fēng]
ZNFB40	螺蛳风[lozsihfungh]	螺蛳风[luó sī fēng]
ZNFB41	寒风[hanzfungh]	寒风[hán fēng]
ZNFB42	五鬼风[vujgveijfungh]	五鬼风[wǔ guǐ fēng]
ZNFB43	散惊风[sanginghfungh]	散惊风[sàn jīng fēng]
ZNFB44	乌缩风[vuhsuzfungh]	乌缩风[wū suō fēng]
ZNFB45	虎口风[hujgoujfungh]	虎口风[hǔ kǒu fēng]
ZNFB46	内吊风[Neidiufungh]	内吊风[nèi diào fēng]
ZNFB47	缩沙风[suzsahfungh]	缩沙风[suō shā fēng]
ZNFB48	鱼口风[Yizgoujfungh]	鱼口风[yú kǒu fēng]
ZNTB	**湿病**[binghcaep]	**湿病**[shī bìng]

续表

编码	壮名 / 壮文	中文名 / 拼音
ZNTB01	发旺 / 本风［fatvuengz/baenzfung］	风湿病［fēng shī bìng］（筋病）
ZNTB02	风手风脚［funghsouj funghgyoz］	风手风脚［fēng shǒu fēng jiǎo］
ZNTB03	风湿骆尹［funghciz ndokin］	风湿骨痛［fēng shī gǔ tòng］
ZNTB04	能显 / 能蚌［Naenghenj/ naengboengz］	黄疸［huáng dǎn］
ZNQD	**病啰嘿**［Binghlohheiq］	**气道病**［qì dào bìng］
ZNQD01	奔埃 / 埃病［Bingh’ae］	咳嗽［ké sòu］
ZNQD02	奔墨 / 墨病［Baenzmaeg/Maegbingh］	气喘［qì chuǎn］
ZNQD03	比耐来［Bijnaizlai］	咳痰［ké tán］
ZNQD04	钵脓 / 钵农［bwtnong］	肺结核［fèi jié hé］/ 肺痈［fèi yōng］
ZNQD05	钵啱［Bwtngamz］	肺癌［fèi ái］
ZNGD	**条根埃病**［Diuzgwn aebingh］	**谷道病**［gǔ dào bìng］
ZNGD01	货烟妈［Hozinma］	咽痛［yān tòng］/ 咽喉炎［yān hóu yán］/ 扁桃体炎［biǎn táo tǐ yán］/ 咽喉疼痛［yān hóu téng tòng］
ZNGD02	奔鹿 / 鹿［Baenzrueg/Rueg］	呕吐［ǒu tù］
ZNGD03	东郎［Dungxraeng］	食滞［shí zhì］
ZNGD04	白冻 / 屙细［Baedungx/oksiq］	泄泻［xiè xiè］
ZNGD05	屙利［Okleih］	痢疾［lì jí］
ZNGD06	屙嘿嘎 / 屙意囊［Okhaexgaz/Okhaexndangj］	便秘［biàn mì］
ZNGD07	屙嘿嘞 / 屙意嘞［Okhaexlwed/Okhaexlwed］	便血［biàn xuè］
ZNGD08	胴尹［Dungxin］	胃痛［wèi tòng］/ 胃炎［wèi yán］
ZNGD09	腊胴尹［lajdungxin］	腹痛［fù tòng］
ZNGD10	胴尹鹿西［Dungxin rueg siq］	吐泻［tǔ xiè］/ 腹痛吐泻［fù tòng tǔ xiè］/ 急性胃肠炎［jí xìng wèi cháng yán］
ZNGD11	胴朗［Dungxraeng］	食滞［shí zhì］
ZNGD12	达啱［Daepngamz］	肝癌［gān ái］
ZNGD13	胴啱［Dungxngamz］	胃癌［wèi ái］

续表

编码	壮名 / 壮文	中文名 / 拼音
ZNGD14	活箍啱 [Hozsainngamz]	食道癌 [shí dào ái]
ZNSD	**条啰林病** [Diuzlohraemxbingh]	**水道病** [shuǐ dào bìng]
ZNSD01	幽赖 [Nyouhlai]	尿多 [niào duō]
ZNSD02	幽扭 [Nyouhniuj]	尿不畅 [niào bú chàng]
ZNSD03	幽嘞 [Nyouhlweg]	尿血 [niào xuè]
ZNSD04	幽卡 [Nyouhgaz]	癃闭 [lóng bì]
ZNSD05	笨浮 [Baenzfoeg]	水肿 [shuǐ zhǒng]
ZNSD06	幽來 / 幽赖 [Nyouhlai]	尿频 [niào pín]
ZNLL	**兵啰垄** [Binghlohlungz]	**龙路病** [lóng lù bìng]
ZNLL01	渗嘞 [Ciemhlwe]	渗血 [shèn xuè]
ZNLL02	吐嘞 [Rueglwed]	吐血 [tù xuè]
ZNLL03	紫斑 [Raizbanq]	紫斑 [zǐ bān]
ZNLL04	楞嘞 [Ndaenglwed]	鼻衄 [bí nǜ]
ZNLL05	邦郎胛 [Bakndanggyaed]	偏瘫 [piān tān]
ZNLL06	渗嘞 / 渗裂 [Ciemhlwed]	血症 [xuè zhèng] / 吐血 [tǔ xuè] / 衄血 [nǜ xuè] / 过敏性紫癜 [guò mǐn xìng zǐ diàn] / 咳血 [ké xuè] / 胃出血 [wèi chū xuè] / 出血 [chū xuè]
ZNLL07	心头跳 [Simdiuq]	心悸 [xin ji]
ZNHL	**兵啰啡** [Binghlohfeiz]	**火路病** [huǒ lù bìng]
ZNHL01	朗尹 / 兵尹 [Ndang' in/Baenzin]	痛证 [tòng zhèng]
ZNHL02	巧尹 / 巧坞尹 [Gyaeujin]	头痛 [tóu tòng]
ZNHL03	垩尹 / 阿闷 / 阿尹 [Aekin]	胸痛 [xiōng tòng]
ZNHL04	邦印 / 榭尹 [Sejin]	胁痛 [xié tòng]
ZNHL05	核尹 [Hwetin]	腰痛 [yāo tòng]
ZNHL06	嘎麻尹 [Gamazin]	下肢麻痛 [xià zhī má tòng]
ZNHL07	麻抹 [Mazmwnh]	四肢麻木 [sì zhī má mù] / 肢体麻木 [zhī tǐ má mù] / 感觉异常 [gǎn jiào yì cháng]
ZNXB	**兵奈** [Binghnaiq]	**虚病** [xū bìng]
ZNXB01	嘿内 / 嘘内 [Heiqnaiq]	气虚 [qì xū]

续表

编码	壮名 / 壮文	中文名 / 拼音
ZNXB02	嘞内［Lwednaiq］	血虚［xuè xū］
ZNXB03	嘞内嘘内［lwednoix hawnyieg］	气血虚弱［qì xuè xū ruò］
ZNXB04	嘞内［lwednoix］	贫血［pín xuè］/ 血虚［xuè xū］
ZNNB	**兵巧坞**［Binghgyaeujuk］	**大脑病**［dà nǎo bìng］
ZNNB01	年闹诺［Ninzmboujndaek］	失眠［shī mián］
ZNNB02	兰奔［Ranzbaenq］	眩晕［xuàn yūn］
ZNNB03	巧坞乱 / 发癫［ukgyaeuj luenh］	癫狂［diān kuáng］
ZNNB04	发北［fatbag］	精神分裂症［jīng shén fèn liè zhèng］
ZNNB05	叻搦［Rwznuk］	耳聋［ěr lóng］
ZNZB	**杂病**［binghcab］	**杂病**［zá bìng］
ZNZB01	优平 / 汗病［Youhbingz］	汗病［hàn bìng］
ZNZB02	寝汗［Hanhheu］	寝汗［qǐn hàn］
ZNZB03	多汗［Hanhlai］	多汗［duō hàn］
ZNZB04	缩汗［Hanhsup］	缩汗［suō hàn］
ZNZB05	缩印糯哨［sukinnohsauj］	痿证［wěi zhèng］/ 四肢软弱［sì zhī ruǎn ruò］
ZNZB06	发得［Fatndat］	发热［fā rè］
ZNZB07	屙幽脘［Oknyouhvan］	消渴［xiāo kě］/ 糖尿病［tang niào bìng］
ZNZB08	奔埃 / 笨埃［baenzai］	大颈病［dà jǐng bìng］/ 瘿瘤［yǐng liú］
ZNZB09	滚克 / 骆滚供［Ndokgut/Ndok ngutgung］	尪痹［wāng bì］/ 类风湿关节炎［lèi fēng shī guān jiē yán］
ZNZB10	骆芡［Ndokcip］	骨痹［gǔ bì］/ 骨关节炎［gǔ guān jiē yán］
ZNZB11	令扎［lingzcah］	强直性脊柱炎［qiáng zhí xìng jǐ zhù yán］/ 大偻［dà lǚ］
ZNZB12	那花［Najva］	系统性红斑狼疮［xì tǒng xìng hóng bān láng chuāng］
ZNZB13	隆芡［lungzcenh］	痛风［tòng fēng］
ZNZB14	奔扫 / 笨扫［Baenzsauj］	燥痹［zào bì］/ 干燥综合征［gàn zào zōng hé zhēng］
ZNZB15	奔毕 / 笨毕［baenzbiz］	银屑病［yín xiè bìng］
ZNZB16	能坚［Naenggeng］	硬皮病［yìng pí bìng］

续表

编码	壮名 / 壮文	中文名 / 拼音
ZNZB17	诺灰绸囊花［Nohcenj caeuq naeng' va］	肌炎［jī yán］
ZNZB19	囊灰［Nohcenj］	纤维肌痛综合征［xiān wéi jī tòng zōng hé zhēng］
ZNZB20	血压嗓［hezyazsang］	高血压［gāo xuè yā］
ZNZB21	奔埃［baenzai］	甲状腺肿大［jiǎ zhuàng xiàn zhǒng dà］
ZNZB22	急劳［gizlauz］	急性白血病［jí xìng bái xuè bìng］
ZNZB23	幽堆［Nyouhdaeh］	前列腺炎［qián liè xiàn yán］

4.壮医外科疾病名称与编码：见下表。

【壮医外科】［Cang'yih vaigoh］ Z 壮医　W 外科　×× 疾病分类　00 疾病编号 疮疡病：CY　肛肠病：GC 皮肤病：PF　杂病：ZB		
编码	壮名 / 壮文	中文名 / 拼音
ZWCY	**外科疮疡病**	
ZWCY01	呗［Baez］	无名肿毒［wú míng zhǒng dú］/ 丹毒［dān dú］
ZWCY02	呗脓 / 呗农［Baeznong］	痈疽［yōng jū］痈疮［yōng chuāng］/ 痈肿［yōng zhǒng］/ 痈疮肿毒［yōng chuāng zhǒng dú］
ZWCY03	呗脓巧 / 呗农巧［Baeznonggyaeuj］	有头疽［yǒu tóu jū］
ZWCY04	呗连［Baezlienz］	无头疽［wú tóu jū］
ZWCY05	呗疔 / 呗叮 / 呗丁［Baezding］	疔［dīng］
ZWCY06	呗奴［Baeznou］	瘰疬［luǒ lì］
ZWCY07	能嘎累［Naenggalaih］	臁疮［lián chuāng］
ZWCY08	唼唠北［oemqlauxbaeg］	冻疮［dòng chuāng］
ZWCY09	狠尹［hwnjin］	疖肿［jiē zhǒng］
ZWGC	**外科肛肠病**	
ZWGC01	仲嘿啼尹［Conghhaexbaenzin］	痔疮［zhì chuāng］/ 痔疮出血［zhì chuāng chū xuè］

续表

编码	壮名 / 壮文	中文名 / 拼音
ZWGC02	仲嘿杰[Conghhaexget]	裂痔[liè zhì]
ZWGC03	尊寸[Gyoenjconh]	脱肛[tuō gāng]
ZWGC04	仲嘿奴[Conghhaex]	肛瘘[gāng lòu]
ZWGC05	兵西弓[Binghsaejgungz]	盲肠炎[máng cháng yán] / 肠痈[cháng yōng]
ZWGC06	西老啱[Saejlauxngamz]	大肠癌[dà cháng ái]
ZWPF	外科皮肤病	
ZWPF01	呗脓显 / 呗农显[Baeznonghenj j]	黄水疮[huáng shuǐ chuāng]
ZWPF02	能晗能累 / 能含能累[Naenghaenz naengloij]	湿疹[shī zhěn] / 皮肤瘙痒[pí fū sāo yǎng]
ZWPF03	麦蛮 / 笨隆[maekman]	风疹[fēng zhěn]
ZWPF04	痂[Gyak]	癣[xuǎn] / 手足癣[shǒu zú xuǎn] / 疥癣[jiè xuǎn]
ZWPF05	痂怀[Gyakvaiz]	牛皮癣[niú pí xuǎn]
ZWPF06	喯呗啷[baenz baezlangh]	带状疱疹[dài zhuàng pào zhěn] / 蛇串疮[shé chuàn chuāng]
ZWPF07	喯能豪[baenznaenghau]	白癜风[bái diàn fēng] / 白驳风[bái bó fēng]
ZWPF08	兵花留[Binghvaliuz]	花柳病[huā liǔ bìng]
ZWPF09	幽尹[Nyouh'in]	淋病[lìn bìng] / 花柳毒淋[huā liǔ dú lín]
ZWPF10	泵栾[byoemloenq]	脱发[tuō fā]
ZWZB	外科杂病	
ZWZB01	兵嘿细嘞 / 兵嘿细勒[Binghheiqsaejlwg]	疝气[shàn qì] / 小肠气[xiǎo cháng qì]
ZWZB02	渗裆相[Coemhndangsieng]	烧烫伤[shāo tàng shāng]
ZWZB03	额哈[Ngwzhaeb]	毒蛇咬伤[dú shé yǎo shāng]
ZWZB04	旁巴尹 / 邦巴尹[Bangzmbaqin]	肩痹[jiān bì] / 肩周炎[jiān zhōu yán]
ZWZB05	骨痈[Ndokyungz]	骨髓炎[gǔ suǐ yán]
ZWZB06	柔活喯痨[gyaeujhoq baenzlauz]	骨镰[gǔ lián]

5.壮医妇科疾病名称与编码：见下表。

【壮医妇科】[Cang'yih fugoh] Z 壮医　F 妇科　××疾病分类　00 疾病编号 产后病：CH　带下病：DX　妊娠病：RS　月经病：YJ　杂病：ZB		
编码	壮名 / 壮文	中文名 / 拼音
ZFCH	妇科产后病	
ZFCH01	产呱嘻馁 [Canjgvaq cijnoix]	产后缺乳 [chǎn hòu quē rǔ]
ZFCH02	产呱耐 [Canjgvaqnaiq]	产后虚弱 [chǎn hòu xū ruò]
ZFCH03	产呱风穑 [Canjgvaq fungcaep]	产后风湿 [chǎn hòu fēng shī]
ZFCH04	产呱忍嘞卟叮 [Canjgvaq lwed mboujdingz]	恶露不绝 [è lù bù jué]
ZFDX	妇科带下病	
ZFDX01	乒白呆 [Binghbwzdai]	带下病 [dài xià bìng]
ZFDX02	歇含 [Cedhaenz]	阴痒 [yīn yǎng] / 阴道炎 [yīn dào yán] / 霉菌性阴道炎 [méi jūn xìng yīn dào yán]
ZFRS	妇科妊娠病	
ZFRS01	咪裆噜 [Mizndangrueg]	胎气上冲 [tāi qì shàng chōng]
ZFRS02	呔偻 [Daihlaeuh]	胎漏 [tāi lòu] / 胎损 [tāi sǔn]
ZFRS03	咪裆胴尹 [Mizndangdungxin]	妊娠腹痛 [rèn shēn fù tòng]
ZFRS04	呔柔 / 吠柔 [Dai raeuz]	滑胎 [huá tāi]
ZFRS05	咪裆贫埃 [Mizndang baenzae]	妊娠咳嗽 [rèn shēn ké sòu]
ZFRS06	咪裆幽堆 [Mizndang nyouhdeih]	妊娠尿淋 [rèn shēn niào lín]
ZFRS07	咪裆噜 [mizndangrueg]	胎动不安 [tāi dòng bú ān]
ZFRS08	血龟 [Lwgdaimboujok]	胎死不下 [tāi sǐ bú xià]
ZFYJ	妇科月经病	
ZFYJ01	约京乱 [Yezginghluenh]	月经不调 [yuè jīng bù tiáo]
ZFYJ02	约京斗贯 [Yezginghdaeujgonq]	月经先期 [yuè jīng xiān qī]
ZFYJ03	约京斗浪 [Yezginghdaeujlaeng]	月经后期 [yuè jīng hòu qī]
ZFYJ04	京瑟 [Gingsaek]	闭经 [bì jīng]
ZFYJ05	经尹 [Ging'in]	痛经 [tòng jīng]
ZFYJ06	兵淋嘞 [Binghlwed]	崩漏 [bēng lòu] / 功能性子宫出血 [gōng néng xìng zǐ gōng chū xuè]

续表

编码	壮名 / 壮文	中文名 / 拼音
ZFZB	妇科杂病	
ZFZB01	北嘻［Baezcij］	奶疮［nǎi chuāng］/ 乳痈［rǔ yōng］/ 乳腺炎［rǔ xiàn yán］
ZFZB02	耷寸［Ndagconh］	阴挺［yīn tǐng］/ 子宫脱垂［zǐ gōng tuō chuí］
ZFZB03	卟佷裆［Mboujhwenjndang］	不孕症［bù yùn zhèng］
ZFZB04	子宫啼北［swjgungh］baenzndaek］	子宫肌瘤［zǐ gōng jī liú］
ZFZB05	嘻啼啱［Cijbaenzngamz］	乳腺癌［rǔ xiàn ái］

6. 壮医儿科疾病名称与编码：见下表。

【壮医儿科】［Cang'yih wzgoh］ Z　　E　　××　　00 壮医　　儿科　　疾病分类　　疾病编号 虫病：CB　　时行病：SX　　新生儿病：XS　　杂病：ZB		
编码	壮名 / 壮文	中文名 / 拼音
ZECB	儿科虫病	
ZECB01	胴西咪暖［Dungxsaej miznon］	肠道寄生虫病［cháng dào jì shēng chóng bìng］/ 小儿虫症［xiǎo ér chóng zhèng］
ZESX	儿科时行病	
ZESX01	嘞爷叮凉［Lwgnyez dengliengz］	小儿感冒［xiǎo ér gǎn mào］/ 小儿伤风［xiǎo ér shāng fēng］
ZESX02	嘞爷啼埃百银 / 唉百银 ［Lwgnyez baenzae bakngoenz］	百日咳［bǎi rì ké］
ZESX03	嘞爷兵细笃［Lwgnyez binghsiqdoeg］	疫毒痢［yì dú lì］
ZESX04	笃麻［ dokmaz］	麻疹［má zhěn］
ZESX05	喔芒［Okmak］	水痘［shuǐ dòu］
ZESX06	航靠谋［Hangzgauqmou］	痄腮［zhà sāi］/ 猪头肥［zhū tóu féi］
ZESX07	勒爷发得［lwgnyez fatndat］	小儿高热［xiǎo ér gāo rè］
ZEXS	儿科新生儿病	
ZEXS01	呔显［Daihhenj］	初生儿黄疸［chū shēng ér huáng dǎn］
ZEXS02	嘞爷鹿嘻 / 嘞爷噜嘻［Lwgnyez ruegcij］	溢奶［yì nǎi］

续表

编码	壮名 / 壮文	中文名 / 拼音
ZEZB	儿科杂病	
ZEZB01	嘞爷贫埃［Lwgnyez baenzae］	小儿咳嗽［xiǎo ér ké sòu］
ZEZB02	嘞爷白冻［Lwgnyez baedungx］	小儿泄泻［xiǎo ér xiè xiè］
ZEZB03	嘞爷能啥能累［Lwgnyez naenghaenz naengloij］	小儿湿疹［xiǎo ér shī zhěn］
ZEZB04	嘞爷降佷哋［Lwgnyez gyanghwnzdaej］	小儿夜啼［xiǎo ér yè tí］
ZEZB05	嘞爷发佰谋［Lwgnyez fatbagmou］	小儿癫痫［xiǎo ér diān xián］
ZEZB06	嘞爷顽瓦［Lwgnyez ngvanhngvaz］	小儿麻痹后遗症［xiǎo ér má bì hòu yí zhèng］
ZEZB07	嘞爷耐议［Lwgnyez naiqnyieg］	小儿营养不良［xiǎo ér yíng yǎng bù liáng］
ZEZB08	嗱墨 / 嘿参［baenzmwq］	肺炎喘嗽［fèi yán chuǎn sòu］
ZEZB09	墨病 / 哈加［Haebgyawh］	哮喘［xiào chuǎn］
ZEZB10	小儿狠风 / 佷风［lwgnyez hwnjfung］	惊风［jīng fēng］
ZEZB11	嘞爷幽哩［Lwgnyez nyouhlih］	小儿遗尿［yí niào］
ZEZB12	嗱疳［Baenzgam］	疳证［gān zhèng］
ZEZB13	叶哏 / 兵叶哏［mboujgwn/Binghmboujgwn］	积滞［jī zhì］/ 厌食证［yàn shí zhèng］
ZEZB14	呗傍 / 贝傍寒［Baezbak/Baezbakhanq］	鹅口疮［é kǒu chuāng］
ZEZB15	勒爷喔细［lwgnyez oksiq］	小儿泄泻［xiǎo ér xiè xiè］

7.壮医五官科疾病名称与编码：见下表。

【壮医五官科】［Cang'yih vujgvanhgoh］ Z 壮医　T 头部　WG 五官　00 疾病编号		
编码	壮名 / 壮文	中文名 / 拼音
ZTWG01	嘞嗒咛［Lwgda'nding］	急性结膜炎［jí xìng jié mó yán］/ 火眼［huǒ yǎn］
ZTWG02	楞瑟 / 楞涩［Ndaengsaek］	鼻渊［bí yuān］/ 鼻炎［bí yán］
ZTWG03	诺嚎哒［Nohheuj ndat］	牙周炎［yá zhōu yán］
ZTWG04	吧尹［bakin］	口腔溃疡［kǒu qiāng kuì yáng］

续表

编码	壮名 / 壮文	中文名 / 拼音
ZTWG05	货烟妈 / 货尹蛮［hozinmanh］	咽炎［yān yán］/ 咽痛［yān tòng］/ 口腔溃疡［kǒu qiāng kuì yáng］/ 咽喉炎［yān hóu yán］/ 扁桃体炎［biǎn táo tǐ yán］/ 咽喉疼痛［yān hóu téng tòng］/ 口腔炎［kǒu qiāng yán］
ZTWG06	叻脓［Rwznong］	中耳炎［zhōng ěr yán］
ZTWG07	哪胛［Najgyad］	面瘫［miàn tān］
ZTWG08	兵霜火豪 / 冰霜火豪［Binghsienghozhau］	白喉［bái hóu］
ZTWG09	嚎尹［eujin］	牙痛［yá tòng］
ZTWG10	嘞嗒化 / 嘞嗒网［Lwgdavaq］	视力下降［shì lì xià jiàng］
ZTWG11	答焙［daboi］	麦粒肿［mài li zhǒng］

8. 壮医骨伤科疾病名称与编码：见下表。

【壮医骨伤科】［Cang'yih guzsanghgoh］ Z　G　××　数字编号 壮医　骨伤　疾病分类　00 骨折：GZ　筋伤：JS　脱位：TW　杂病：ZB		
编码	壮名 / 壮文	中文名 / 拼音
ZGGZ	**骨伤科骨折**	
ZGGZ01	夺扼 / 骆扔［Ndokraek］	骨折［gǔ zhé］
ZGGZ02	相骆扔［siengndokraek］	折伤［zhé shāng］
ZGGZ03	骆扔［Ndokraek］	折骨列肤［zhé gǔ liè fū］
ZGGZ04	骆扔吟閿［Ndokraek nyinzgoenq］	折骨绝筋［zhé gǔ jué jīn］
ZGGZ05	折疡［Cezyang］	折疡［zhé yáng］
ZGGZ06	骨骺分离［guzgou faenliz］	骨骺分离［gǔ gòu fēn lí］
ZGGZ07	锁骨骆扔［sojguz ndokraek］	锁骨骨折［suǒ gǔ gǔ zhé］
ZGGZ08	肩胛骨骆扔［genhgyazguz ndokraek］	肩胛骨骨折［jiān jiǎ gǔ gǔ zhé］
ZGGZ09	肱骨外科颈骆扔［gunghguz vaihgoh gingjguz ndokraek］	肱骨外科颈骨折［gōng gǔ wài kē jǐng gǔ zhé］
ZGGZ10	肱骨髁上骆扔［gunghguz gohsang ndokraek］	肱骨髁上骨折［gōng gǔ kē shàng gǔ zhé］

续表

编码	壮名 / 壮文	中文名 / 拼音
ZGGZ11	肱骨髁间骆扔［gunghguz gohgenh ndokraek］	肱骨髁间骨折［gōng gǔ kē jiān gǔ zhé］
ZGGZ12	肱骨外髁骆扔［gunghguz vaigoh ndokraek］	肱骨外髁骨折［gōng gǔ wài kē gǔ zhé］
ZGGZ13	肱骨内上髁骆扔［gunghguz neisanggoh ndokraek］	肱骨内上髁骨折［gōng gǔ nèi shàng kē gǔ zhé］
ZGGZ14	尺骨鹰嘴骆扔［Cizguz yinghsuij ndokraek］	尺骨鹰嘴骨折［chǐ gǔ yīng zuǐ gǔ zhé］
ZGGZ15	桡骨头骆扔［Yauzguzdouz ndokraek］	桡骨头骨折［ráo gǔ tóu gǔ zhé］
ZGGZ16	青枝骆扔［Cinghcih ndokraek］	青枝骨折［qīng zhī gǔ zhé］
ZGGZ17	裂缝骆扔［lezfungz ndokraek］	裂缝骨折［liè fèng gǔ zhé］
ZGGZ18	桡尺骨干双骆扔［Yauzcizguzgansangh ndokraek］	桡尺骨干双骨折［ráo chǐ gǔ gàn shuāng gǔ zhé］
ZGGZ19	尺骨干骆扔［Cizguzgan ndokraek］	尺骨干骨折［chǐ gǔ gàn gǔ zhé］
ZGGZ20	桡骨干骆扔［Yauzguzgan ndokraek］	桡骨干骨折［ráo gǔ gàn gǔ zhé］
ZGGZ21	桡骨下端骆扔［Yauzguz yadonh ndokraek］	桡骨下端骨折［ráo gǔ xià duān gǔ zhé］
ZGGZ22	腕舟骨骆扔［vanjcouhguz ndokraek］	腕舟骨骨折［wàn zhōu gǔ gǔ zhé］
ZGGZ23	掌骨骆扔［Cangjguz ndokraek］	掌骨骨折［zhǎng gǔ gǔ zhé］
ZGGZ24	指骨骆扔［Cijguz ndokraek］	指骨骨折［zhǐ gǔ gǔ zhé］
ZGGZ25	股骨颈骆扔［gujguzgingj ndokraek］	股骨颈骨折［gǔ gǔ jǐng gǔ zhé］
ZGGZ26	股骨粗隆间骆扔［gujguzcuhlungzgenh ndokraek］	股骨粗隆间骨折［gǔ gǔ cū lóng gǔ zhé］
ZGGZ27	股骨干骆扔［gujguzgan ndokraek］	股骨干骨折［gǔ gǔ gàn gǔ zhé］
ZGGZ28	股骨髁上骆扔［ gujguzgohsang ndokraek］	股骨髁上骨折［gǔ gǔ kē shàng gǔ zhé］
ZGGZ29	股骨髁部骆扔［gujguz gohbu ndokraek］	股骨髁部骨折［gǔ gǔ kē bù gǔ zhé］
ZGGZ30	髌骨骆扔［binqguz ndokraek］	髌骨骨折［bìn gǔ gǔ zhé］
ZGGZ31	胫骨髁骆扔［gingguzgoh ndokraek］	胫骨髁骨折［jìng gǔ kē gǔ zhé］
ZGGZ32	胫腓骨干双骆扔［gingfeizguzgansangh ndokraek］	胫腓骨干双骨折［jìng féi gǔ gàn shuāng gǔ zhé］

续表

编码	壮名 / 壮文	中文名 / 拼音
ZGGZ33	腓骨干骆扔［feizguzgan ndokraek］	腓骨干骨折［féi gǔ gàn gǔ zhé］
ZGGZ34	踝部骆扔［vaizbu ndokraek］	踝部骨折［huái bù gǔ zhé］
ZGGZ35	距骨骆扔［giqguz ndokraek］	距骨骨折［jù gǔ gǔ zhé］
ZGGZ36	跟骨骆扔［gwnhguz ndokraek］	跟骨骨折［gēn gǔ gǔ zhé］
ZGGZ37	足舟骨骆扔［Cuzcouhguz ndokraek］	足舟骨骨折［zú zhōu gǔ gǔ zhé］
ZGGZ38	跖骨骆扔［Cizguz ndokraek］	跖骨骨折［zhí gǔ gǔ zhé］
ZGGZ39	趾骨骆扔［Cijguz ndokraek］	趾骨骨折［zhǐ gǔ gǔ zhé］
ZGGZ40	肋骨骆扔［lwzguz ndokraek］	肋骨骨折［lèi gǔ gǔ zhé］
ZGGZ41	颈椎单纯骆扔 ［gingjcuih danhcunz ndokraek］	颈椎单纯骨折［jìng zhuī dān chún gǔ zhé］
ZGGZ42	寰枢椎骆扔［vanzsuhcuih ndokraek］	寰枢椎骨折［huán shū zhuī gǔ zhé］
ZGGZ43	胸腰椎骆扔 ［Yunghyauhcuih ndokraek］	胸腰椎骨折［xiōng yāo zhuī gǔ zhé］
ZGGZ44	脊柱骆扔［Cizcu ndokraek］	脊柱骨折［jǐ zhù gǔ zhé］
ZGGZ45	骨盆骆扔［guzbwnz ndokraek］	骨盆骨折［gǔ pén gǔ zhé］
ZGJS	**骨伤科筋伤**	
ZGJS01	吟相［Nyinzsieng］	筋伤［jīn shāng］
ZGJS02	叮相［Dengsieng］	损伤［sǔn shāng］
ZGJS03	踒跌［vohdez］	踒跌［wō diē］
ZGJS04	吟斑揪［Nyinz hwnjgeuq］	筋挛［jīn luán］
ZGJS05	吟收［Nyinzsuk］	筋缩［jīn suō］
ZGJS06	吟品［Nyinzmbit］	筋歪［jīn wāi］
ZGJS07	吟閲［Nyinzgoenq］	筋断［jīn duàn］
ZGJS08	吟佬［Nyinzlaux］	筋粗［jīn cū］
ZGJS09	旁巴叮相 / 邦巴叮相 ［bangzmbaq dengsieng］	肩部扭挫伤［jiān bù niǔ cuò shāng］
ZGJS10	旁巴拼尹［bangzmbaq bengqin］	牵拉肩［qiān lā jiān］
ZGJS11	肩袖损伤［genhciu niujsangh］	肩袖损伤［jiān xiù sǔn shāng］
ZGJS12	肘关节扭挫伤 ［Coujgvanhcez niujcosangh］	肘关节扭挫伤［zhǒu guān jié niǔ cuò shāng］

续表

编码	壮名 / 壮文	中文名 / 拼音
ZGJS13	腕关节扭伤［vanjzgvanhcez niujsangh］	腕关节扭伤［wàn guān jié niǔ shāng］
ZGJS14	膝交叉韧带损伤［Cizgyauhcah yindai sunjsangh］	膝交叉韧带损伤［xī jiāo chā rèn dài sǔn shāng］
ZGJS15	活邀尹［hoziuin］	颈椎病［jǐng zhuī bìng］
ZGJS16	夺核拖 / 骆核拖［ndokhwetdoz］	腰椎间盘突出症［yāo zhuī jiān pán tū chū zhèng］
ZGJS17	慢性腰肌劳损［mansing yauhgih lauzsunj］	慢性腰肌劳损［màn xìng yāo jī láo sǔn］
ZGJS18	急性腰扭伤［gizsing yauhniujsangh］	急性腰扭伤［jí xìng yāo niǔ shāng］
ZGJS19	筋出槽［ginhcuzcauz］	筋出槽［jīn chu cáo］
ZGJS20	扭像［Niujsieng］	扭伤［niǔ shāng］
ZGJS21	断裂伤［Donlezsangh］	断裂伤［duàn liè shāng］
ZGJS22	撕裂伤［swhlezsangh］	撕裂伤［sī liè shāng］
ZGJS23	碾挫伤［Nenjcosangh］	碾挫伤［niǎn cuò shāng］
ZGJS24	骶尾部挫伤［Dijveijbu cosangh］	骶尾部挫伤［dǐ wěi bù cuò shāng］
ZGJS25	臂丛神经损伤［bizcungz sinzgingh sunjsangh］	臂丛神经损伤［bì cóng shén jīng sǔn shāng］
ZGJS26	桡神经损伤［Yauzsinzgingh sunjsangh］	桡神经损伤［ráo shén jīng sǔn shāng］
ZGJS27	尺神经损伤［Cizsinzgingh sunjsangh］	尺神经损伤［chǐ shén jīng sǔn shāng］
ZGJS28	正中神经损伤［Cwngcungh sinzgingh sunjsangh］	正中神经损伤［zhèng zhōng shén jīng sǔn shāng］
ZGJS29	腓总神经损伤［feizcungjsinzgingh sunjsangh］	腓总神经损伤［féi zǒng shén jīng sǔn shāng］
ZGJS30	胫神经损伤［gingsinzgingh sonjsangh］	胫神经损伤［jìng shén jīng sǔn shāng］
ZGJS31	坐骨神经损伤［Coguz sinzgingh sunjsangh］	坐骨神经损伤［zuò gǔ shén jīng sǔn shāng］
ZGJS32	旋前圆肌综合征［senzcezyenzgih cunghhozcwng］	旋前圆肌综合征［xuán qián yuán jī zōng hé zhēng］

续表

编码	壮名 / 壮文	中文名 / 拼音
ZGJS33	旋后肌综合征［senzhougih cunghhozcwng］	旋后肌综合征［xuán hòu jī zōng hé zhēng］
ZGJS34	腕管综合征［vanjgvanj cunghhozcwng］	腕管综合征［wàn guǎn zōng hé zhēng］
ZGTW	**骨伤科脱位**	
ZGTW01	脱位［Dozvei］	脱位［tuō wèi］
ZGTW02	下颌关节脱位［Yazhoz gvanhcez dozvei］	下颌关节脱位［xià hé guān jié tuō wèi］
ZGTW03	胸锁关节脱位［yunghsoj gvanhcez dozvei］	胸锁关节脱位［xiōng suǒ guān jié tuō wèi］
ZGTW04	肩关节脱位［genhgvanhcez dozvei］	肩关节脱位［jiān guān jié tuō wèi］
ZGTW05	肘关节脱位［Coujgvanjcez dozvei］	肘关节脱位［zhǒu guān jié tuō wèi］
ZGTW06	勒爷桡骨头半脱位［lwgnyez yauzguzdouz bandozvei］	小儿桡骨头半脱位［xiǎo ér ráo gǔ tóu bàn tuō wèi］
ZGTW07	拇指腕掌关节脱位［mujcij vanjcangj gvanhcez dozvei］	拇指腕掌关节脱位［mǔ zhǐ wàn zhǎng guān jié tuō wèi］
ZGTW08	尺骨上三分之一骨折合并桡骨头脱位［Cizguzsang sam faenh cih it guz cezhoz bingq yauzguzdouz dozvei］	尺骨上三分之一骨折合并桡骨头脱位［chǐ gǔ shàng sān fēn zhī yī gǔ zhé hé bìng ráo gǔ tóu tuō wèi］
ZGTW09	桡骨下三分之一骨折合并桡尺骨关节脱位［Yauzguzya sam faenh cih it guz cezhoz bingq yauzcizguz gvanhcez dozvei］	桡骨下三分之一骨折合并桡尺骨关节脱位［ráo gǔ xià sān fēn zhī yī gǔ zhé hé bìng ráo chǐ gǔ guān jié tuō wèi］
ZGTW10	掌指关节脱位［Cangjcij gvanhcez dozvei］	掌指关节脱位［zhǎng zhǐ guān jié tuō wèi］
ZGTW11	拇指掌指关节脱位［mujcij cangjcij gvanhcez dozvei］	拇指掌指关节脱位［mǔ zhǐ zhǎng zhǐ guān jié tuō wèi］
ZGTW12	指间关节脱位［Cijgenh gvanhcez dozvei］	指间关节脱位［zhǐ jiān guān jié tuō wèi］
ZGTW13	髋关节脱位［gvanhgvanhcez dozvei］	髋关节脱位［kuān guān jié tuō wèi］
ZGTW14	膝关节脱位［Cizgvanhcez dozvei］	膝关节脱位［xī guān jié tuō wèi］
ZGTW15	髌骨脱位［binqguz dozvei］	髌骨脱位［bìn gǔ tuō wèi］
ZGTW16	距骨脱位［giqguz dozvei］	距骨脱位［jù gǔ tuō wèi］

续表

编码	壮名 / 壮文	中文名 / 拼音
ZGTW17	跖跗关节脱位［Cizfu gvanhcez dozvei］	跖跗关节脱位［zhí fū guān jié tuō wèi］
ZGTW18	趾跖趾关节脱位［Cijciz cijgvanhcez dozvei］	趾跖趾关节脱位［zhǐ zhí zhǐ guān jié tuō wèi］
ZGTW19	足趾间关节脱位［Cuzcijgenh gvanhcez dozvei］	足趾间关节脱位［zú zhǐ jiān guān jié tuō wèi］
ZGZB	**骨伤科杂病**	
ZGZB01	外伤性截瘫［vaisanghsing cezdanh］	外伤性截瘫［wài shāng xìng jié tān］
ZGZB02	大脑性瘫痪［Danaujsing danhvan］	大脑性瘫痪［dà nǎo xìng tān huàn］
ZGZB03	骆码不齐［ndok maj mbouj caez］	成骨不全［chéng gǔ bù quán］
ZGZB04	骆甲码不齐［Ndokgyaed maj mbouj caez］	软骨发育不全［ruǎn gǔ fā yù bù quán］
ZGZB05	先天性合品［senhdenhsing hozmbit］	先天性斜颈［xiān tiān xìng xié jìng］
ZGZB06	脊柱裂［Cizculez］	脊柱裂［jǐ zhù liè］
ZGZB07	椎弓峡部裂及脊柱滑脱［Cuihgunghyazbu caeuq cizcu vazdoz］	椎弓峡部裂及脊柱滑脱［zhuī gōng xiá bù liè jí jǐ zhù huá tuō］
ZGZB08	先天性髋关节脱位［senhdenhsing gvanhgvanhcez dozvei］	先天性髋关节脱位［xiān tiān xìng kuān guān jié tuō wèi］
ZGZB09	先天性胫骨假关节［senhdenhsing gingguz gyajgvanhcez］	先天性胫骨假关节［xiān tiān xìng jìng gǔ jiǎ guān jié］
ZGZB10	膝内翻［Cizneifanh］	膝内翻［xī nèi fān］
ZGZB11	膝外翻［Cizvaifanh］	膝外翻［xī wài fān］
ZGZB12	拇外翻［mujvaifanh］	拇外翻［mǔ wài fān］
ZGZB13	先天性马蹄内翻足［senhdenhsing majdiz neifanhcuz］	先天性马蹄内翻足［xiān tiān xìng mǎ tí nèi fān zú］
ZGZB14	急性化脓性骨髓炎［gizsing vanungzsing guzsuijyenz］	急性化脓性骨髓炎［jí xìng huà nóng xìng gǔ suǐ yán］
ZGZB15	慢性化脓性骨髓炎［mansing vanungzsing guzsuijyenz］	慢性化脓性骨髓炎［màn xìng huà nóng xìng gǔ suǐ yán］
ZGZB16	硬化性骨髓炎［Ying' vasing guzsuijyenz］	硬化性骨髓炎［yìng huà xìng gǔ suǐ yán］
ZGZB17	化脓性关节炎［vanungzsing gvanhcezyenz］	化脓性关节炎［huà nóng xìng guān jié yán］

续表

编码	壮名 / 壮文	中文名 / 拼音
ZGZB18	骆绸关节梅毒［Ndok caeuq gvanhcez meizduz］	骨与关节梅毒［gǔ yǔ guān jié méi dú］
ZGZB19	巧货勃［gyaeujhoq foeg］	骨关节结核［gǔ guān jié jié hé］/ 骨痨［gǔ láo］
ZGZB20	神经性关节炎［sinzginghsing gvanhcezyenz］	神经性关节炎［shén jīng xìng guān jié yán］
ZGZB21	勒爷顽瓦［lwgnyez ngvanhngvaz］	小儿麻痹后遗症［xiǎo ér má bì hòu yí zhèng］
ZGZB22	骆送［Ndoksoeng］	骨质疏松症［gǔ zhì shū sōng zhèng］
ZGZB23	骆狠勃［Ndokhwnjfoeg］	骨瘤［gǔ liú］
ZGZB24	骆诺狠勃［Ndoknoh hwnjfoeg］	骨肉瘤［gǔ ròu liú］
ZGZB25	骆文骆勃［Ndokunq ndokfoeg］	骨软骨瘤［gǔ ruǎn gǔ liú］
ZGZB26	骨巨细胞瘤［guzgiq sibauhliuz］	骨巨细胞瘤［gǔ jù xì bāo liú］
ZGZB27	骨髓瘤［guzsuijliuz］	骨髓瘤［gǔ suǐ liú］
ZGZB28	氟骨病［fuzguzbing］	氟骨病［fú gǔ bìng］
ZGZB29	肱骨内上髁炎［gunghguz neisanggohyenz］	肱骨内上髁炎［gōng gǔ nèi shàng kē yán］
ZGZB30	肱骨外上髁炎［gunghguz vaisanggohyenz］	肱骨外上髁炎［gōng gǔ wài shàng kē yán］
ZGZB31	桡侧伸腕肌腱周围炎［Yauzcwz sinhvanj gihgen couhveizyenz］	桡侧伸腕肌腱周围炎［ráo cè shēn wàn jī jiàn zhōu wéi yán］
ZGZB32	膝关节创伤性滑膜炎［Cizgvanhcez cangsanghsing vazmozyenz］	膝关节创伤性滑膜炎［xī guān jié chuāng shāng xìng huá mó yán］
ZGZB33	弹响指［Danzyangjcij］	弹响指［tán xiǎng zhǐ］
ZGZB34	腱鞘囊肿［gensiuq nangzcungj］	腱鞘囊肿［jiàn qiào náng zhǒng］
ZGZB35	梨状肌综合征［lizcanggih cunghhozcwng］	梨状肌综合征［lí zhuàng jī zōng hé zhēng］
ZGZB36	臀肌挛缩症［dunzgih lonzsuzcwng］	臀肌挛缩症［tún jī luán suō zhèng］
ZGZB37	腘窝囊肿［gozvoh nangzcungj］	腘窝囊肿［guó wō nāng zhǒng］
ZGZB38	髌骨软化症［binqguz yonjvacwng］	髌骨软化症［bìn gǔ ruǎn huà zhèng］
ZGZB39	半月板损伤［banyezbanj sunjsangh］	半月板损伤［bàn yuè bǎn sǔn shāng］
ZGZB40	叮久尹［Dingiujin］	跟痛症［gēn tòng zhèng］

续表

编码	壮名 / 壮文	中文名 / 拼音
ZGZB41	跖痛症［Cizdungcwng］	跖痛症［zhí tòng zhèng］
ZGZB42	胸椎小关节错缝［Yunghcuih siujgvanhcez cofungz］	胸椎小关节错缝［xiōng zhuī xiǎo guān jié cuò fèng］
ZGZB43	胸廓出口综合征［Yunghgoz cuzgouj cunghhozcwng］	胸廓出口综合征［xiōng kuò chū kǒu zōng hé zhēng］
ZGZB44	第三腰椎横突综合征［Daihsam yauhcuih hwngzduz cunghhozcwng］	第三腰椎横突综合征［dì sān yāo zhuī héng tū zōng hé zhēng］
ZGZB45	腰椎椎管狭窄症［Yauhcuih cuihgvanj gyazcwzcwng］	腰椎椎管狭窄症［yāo zhuī zhuī guǎn xiá zhǎi zhèng］
ZGZB46	骶髂关节损伤［Dijyaz gvanhcez sunjsangh］	骶髂关节损伤［dǐ qià guān jié sǔn shāng］
ZGZB47	开放性损伤［gaihfanghsing sunjsangh］	开放性损伤［kāi fàng xìng sǔn shāng］
ZGZB48	闭合性损伤［bihozsing sunjsangh］	闭合性损伤［bì hé xìng sǔn shāng］
ZGZB49	持续劳损［lienzdaemh lauzsunj］	持续劳损［chí xù láo sǔn］
ZGZB50	颞颌关节紊乱症［Nezhoz gvanhcez vwnloncwng］	颞颌关节紊乱症［niè hé guān jié wěn luàn zhèng］
ZGZB51	骨错缝［guzcufungz］	骨错缝［gǔ cuò fèng］
ZGZB52	腰椎退行性滑脱［Yauhcuih duihingzsing vazdoz］	腰椎退行性滑脱［yāo zhuī tuì xíng xìng huá tuō］

9.壮医经筋科疾病名称与编码：见下表。

【壮医经筋科】［Cang’yih ginghginh］ Z 壮医　JJ 经筋　J 筋病　00 疾病编码		
编码	壮名 / 壮文	中文名 / 拼音
ZJJJ01	兵吟［binghnyinz］	筋病［jīn bìng］/ 筋骨疼痛［jīn gǔ téng tòng］
ZJJJ02	吟卷［Nyinzgiet］	筋结［jīn jié］
ZJJJ03	吟诺结得［Nyinznoh gietndaek］	肌筋硬结［jī jīn yìng jié］
ZJJJ04	偌吟尹［Nohnyinzin］	肌筋膜炎［jī jīn mó yán］
ZJJJ05	吟卷点［Nyinzgietdiemj］	筋结点［jīn jié diǎn］

续表

编码	壮名 / 壮文	中文名 / 拼音
ZJJJ06	小指尖吟卷[siujcijsenh nyinzgiet]	小指尖筋结[xiǎo zhǐ jiān jīn jié]
ZJJJ07	第五掌中吟卷[Daihhaj cangjcungh nyinzgiet]	第五掌中筋结[dì wǔ zhǎng zhōng jīn jié]
ZJJJ08	尺骨茎突吟卷[Cizguz gingduz nyinzgiet]	尺骨茎突筋结[chǐ gǔ jīng tū jīn jié]
ZJJJ09	肱骨内上髁吟卷[gunghguznei sang'vaiz nyinzgiet]	肱骨内上髁筋结[gōng gǔ nèi shàng kē jīn jié]
ZJJJ10	肱三头肌外侧吟卷[gunghsanhdouzgih vaicwz nyinzgiet]	肱三头肌外侧筋结[gōng sān tóu jī wài cè jīn jié]
ZJJJ11	大小圆肌吟卷[Dasiujyenzgih nyinzgiet]	大小圆肌筋结[dà xiǎo yuán jī jīn jié]
ZJJJ12	菱形肌吟卷[lingzhingzgih nyinzgiet]	菱形肌筋结[líng xíng jī jīn jié]
ZJJJ13	肩胛提肌起吟卷[genhgyaz dizgihgij nyinzgiet]	肩胛提肌起筋结[jiān jiǎ tí jī qǐ jīn jié]
ZJJJ14	肩胛提肌止吟卷[genhgyaz dizgihcij nyinzgiet]	肩胛提肌止筋结[jiān jiǎ tí jī zhǐ jīn jié]
ZJJJ15	枕大神经（风池）吟卷[sinjdasinzgingh（funghciz）nyinzgiet]	枕大神经筋结[zhěn dà shén jīng jīn jié]
ZJJJ16	角叻吟卷[goekrwz nyinzgiet]	耳根筋结[ěr gēn jīn jié]
ZJJJ17	颞上吟卷[Nezsang nyinzgiet]	颞上筋结[niè shàng jīn jié]
ZJJJ18	第二掌骨吟卷[Daihngeih cangjguz nyinzgiet]	第二掌骨筋结[dì èr zhǎng gǔ jīn jié]
ZJJJ19	桡骨茎突吟卷[Yauzguz gingduz nyinzgiet]	桡骨茎突筋结[ráo gǔ jīng tū jīn jié]
ZJJJ20	旋后肌吟卷[senzhougih nyinzgiet]	旋后肌筋结[xuán hòu jī jīn jié]
ZJJJ21	肱骨外上髁吟卷[gunghguz vaisang'vaiz nyinzgiet]	肱骨外上髁筋结[gōng gǔ wài shàng kē jīn jié]
ZJJJ22	肱二头肌短头吟卷[gungh'wdouzgih donjdouz nyinzgiet]	肱二头肌短头筋结[gōng èr tóu jī duǎn tóu jīn jié]
ZJJJ23	咬肌吟卷[Yaujgih nyinzgiet]	咬肌筋结[yǎo jī jīn jié]
ZJJJ24	斜方肌吟卷[sezfanghgih nyinzgiet]	斜方肌筋结[xié fāng jī jīn jié]
ZJJJ25	次指掌骨吟卷[swcij cangjguz nyinzgiet]	次指掌骨筋结[cì zhǐ zhǎng gǔ jīn jié]

续表

编码	壮名 / 壮文	中文名 / 拼音
ZJJJ26	腕中吟卷［vanjcungh nyinzgiet］	腕中筋结［wàn zhōng jīn jié］
ZJJJ27	三角肌吟卷［sanhgozgih nyinzgiet］	三角肌筋结［sān jiǎo jī jīn jié］
ZJJJ28	肩峰吟卷［genhfungh nyinzgiet］	肩峰筋结［jiān fēng jīn jié］
ZJJJ29	肩胛上神经吟卷［genhgyazsang sinzgingh nyinzgiet］	肩胛上神经筋结［jiān jiǎ shàng shén jīng jīn jié］
ZJJJ30	颈斜角肌吟卷［gingjsezgozgih nyinzgiet］	颈斜角肌筋结［jǐng xié jiǎo jī jīn jié］
ZJJJ31	拇长屈肌腱鞘吟卷［mujcangzgizgih gensiu nyinzgiet］	拇长屈肌腱鞘筋结［mǔ cháng qū jī jiàn qiào jīn jié］
ZJJJ32	桡管吟卷［Yauzgvanj nyinzgiet］	桡管筋结［ráo guǎn jīn jié］
ZJJJ33	胸大肌吟卷［Yunghdagih nyinzgiet］	胸大肌筋结［xiōng dà jī jīn jié］
ZJJJ34	掌腱膜吟卷［Cangjgenmoz nyinzgiet］	掌腱膜筋结［zhǎng jiàn mó jīn jié］
ZJJJ35	掌长肌吟卷［Cangjcangzgih nyinzgiet］	掌长肌筋结［zhǎng cháng jī jīn jié］
ZJJJ36	桡侧腕屈肌吟卷［Yauzcwzvanjgizgih nyinzgiet］	桡侧腕屈肌筋结［ráo cè wàn qū jī jīn jié］
ZJJJ37	桡骨粗隆吟卷［Yauzguz cuhlungz nyinzgiet］	桡骨粗隆筋结［ráo gǔ cū lóng jīn jié］
ZJJJ38	喙肱肌吟卷［veigunghgih nyinzgiet］	喙肱肌筋结［huì gōng jī jīn jié］
ZJJJ39	胸小肌吟卷［Yunghsiujgih nyinzgiet］	胸小肌筋结［xiōng xiǎo jī jīn jié］
ZJJJ40	第五掌指吟卷［Daihhaj cangjcij nyinzgiet］	第五掌指筋结［dì wǔ zhǎng zhǐ jīn jié］
ZJJJ41	尺侧腕屈肌吟卷［Cizcwzvanjgizgih nyinzgiet］	尺侧腕屈肌筋结［chǐ cè wàn qū jī jīn jié］
ZJJJ42	肱肌吟卷［gunghgih nyinzgiet］	肱肌筋结［gōng jī jīn jié］
ZJJJ43	腋窝吟卷［Yevoh nyinzgiet］	腋窝筋结［yè wō jīn jié］
ZJJJ44	外踝吟卷［vaivaiz nyinzgiet］	外踝筋结［wài huái jīn jié］
ZJJJ45	足跟吟卷［Cuzgwnh nyinzgiet］	足跟筋结［zú gēn jīn jié］
ZJJJ46	腓肠肌吟卷［feizcangzgih nyinzgiet］	腓肠肌筋结［féi cháng jī jīn jié］
ZJJJ47	比目鱼肌吟卷［bijmuzyizgih nyinzgiet］	比目鱼肌筋结［bǐ mù yú jī jīn jié］
ZJJJ48	腘绳肌吟卷［gozswngzgih nyinzgiet］	腘绳肌筋结［guó shéng jī jīn jié］
ZJJJ49	股二头肌吟卷［gujwdouzgih nyinzgiet］	股二头肌筋结［gǔ èr tóu jī jīn jié］

续表

编码	壮名 / 壮文	中文名 / 拼音
ZJJJ50	臀肌吟卷［Dunzgih nyinzgiet］	臀肌筋结［tún jī jīn jié］
ZJJJ51	坐骨结节吟卷［Coguz gezcez nyinzgiet］	坐骨结节筋结［zuò gǔ jié jié jīn jié］
ZJJJ52	臀中肌吟卷［Dunzcunghgih nyinzgiet］	臀中肌筋结［tún zhōng jī jīn jié］
ZJJJ53	臀上皮吟卷［Dunzsangbiz nyinzgiet］	臀上皮筋结［tún shàng pí jīn jié］
ZJJJ54	夹脊吟卷［gyazciz nyinzgiet］	夹脊筋结［jiā jǐ jīn jié］
ZJJJ55	冈上肌吟卷［ganghsanggih nyinzgiet］	冈上肌筋结［gāng shàng jī jīn jié］
ZJJJ56	肩胛提肌吟卷［genzgyazdizgih nyinzgiet］	肩胛提肌筋结［jiān jiǎ tí jī jīn jié］
ZJJJ57	项韧带吟卷［hang'yindai nyinzgiet］	项韧带筋结［xiàng rèn dài jīn jié］
ZJJJ58	颞上线吟卷［Nezsangsen nyinzgiet］	颞上线筋结［niè shàng xiàn jīn jié］
ZJJJ59	眶上吟卷［gvangjsang nyinzgiet］	眶上筋结［kuàng shàng jīn jié］
ZJJJ60	趾背吟卷［Cijbei nyinzgiet］	趾背筋结［zhǐ bèi jīn jié］
ZJJJ61	趾长伸肌吟卷［Cijcangzsinhgih nyinzgiet］	趾长伸肌筋结［zhǐ cháng shēn jī jīn jié］
ZJJJ62	腓骨短肌吟卷［feizguzdonjgih nyinzgiet］	腓骨短肌筋结［féi gǔ duǎn jī jīn jié］
ZJJJ63	腓骨长肌吟卷［feizguzcangzgih nyinzgiet］	腓骨长肌筋结［féi gǔ cháng jī jīn jié］
ZJJJ64	膝外吟卷［Cizvai nyinzgiet］	膝外筋结［xī wài jīn jié］
ZJJJ65	股外肌吟卷［gujvaigih nyinzgiet］	股外肌筋结［gǔ wài jī jīn jié］
ZJJJ66	股中肌吟卷［gujcunghgih nyinzgiet］	股中肌筋结［gǔ zhōng jī jīn jié］
ZJJJ67	梨状肌吟卷［lizcanggih nyinzgiet］	梨状肌筋结［lí zhuàng jī jīn jié］
ZJJJ68	髂胫束吟卷［gyazgingsuz nyinzgiet］	髂胫束筋结［qià jìng shù jīn jié］
ZJJJ69	肋间肌吟卷［lwzguzgih nyinzgiet］	肋间肌筋结［lèi jiān jī jīn jié］
ZJJJ70	胸锁乳突肌吟卷［Yunghsojyujduzgih nyinzgiet］	胸锁乳突肌筋结［xiōng suǒ rǔ tū jī jīn jié］
ZJJJ71	提口角肌吟卷［Dozgoujgozgih nyinzgiet］	提口角肌筋结［tí kǒu jué jī jīn jié］
ZJJJ72	颞中线吟卷［nezcunghsen nyinzgiet］	颞中线筋结［niè zhōng xiàn jīn jié］
ZJJJ73	趾间滑囊吟卷［Cijgenhvaznangz nyinzgiet］	趾间滑囊筋结［zhǐ jiān huá náng jīn jié］

续表

编码	壮名 / 壮文	中文名 / 拼音
ZJJJ74	足母长伸肌吟卷［Cuzmujcangzsinhgih nyinzgiet］	足母长伸肌筋结［zú mǔ cháng shēn jī jīn jié］
ZJJJ75	胫外髁吟卷［ging'vaivaiz nyinzgiet］	胫外髁筋结［jìng wài kē jīn jié］
ZJJJ76	股直肌吟卷［gujcizgih nyinzgiet］	股直肌筋结［gǔ zhí jī jīn jié］
ZJJJ77	腹股沟吟卷［fuzgujgouh nyinzgiet］	腹股沟筋结［fù gǔ gōu jīn jié］
ZJJJ78	腰大肌吟卷［Yauhdagih nyinzgiet］	腰大肌筋结［yāo dà jī jīn jié］
ZJJJ79	臀上皮神经筋结［Dunzsangbiz sinzgingh nyinzgiet］	臀上皮神经筋结［tún shàng pí shén jīng jīn jié］
ZJJJ80	足母展肌吟卷［Cuzmujcanjgih nyinzgiet］	足母展肌筋结［zú mǔ zhǎn jī jīn jié］
ZJJJ81	内踝吟卷［Neivaiz nyinzgiet］	内踝筋结［nèi huái jīn jié］
ZJJJ82	内侧副韧带吟卷［Neicwzfuyindai nyinzgiet］	内侧副韧带筋结［nèi cè fù rèn dài jīn jié］
ZJJJ83	长收肌吟卷［Cangzsouhgih nyinzgiet］	长收肌筋结［cháng shōu jī jīn jié］
ZJJJ84	短收肌吟卷［Donjsouhgih nyinzgiet］	短收肌筋结［duǎn shōu jī jīn jié］
ZJJJ85	髂肌吟卷［gyazgih nyinzgiet］	髂肌筋结［qià jī jīn jié］
ZJJJ86	大趾吟卷［Dacij nyinzgiet］	大趾筋结［dà zhǐ jīn jié］
ZJJJ87	长伸肌腱吟卷［Cangzsinh gihgen nyinzgiet］	长伸肌腱筋结［cháng shēn jī jiàn jīn jié］
ZJJJ88	胫骨内踝吟卷［gingguz neivaiz nyinzgiet］	胫骨内踝筋结［jìng gǔ nèi huái jīn jié］
ZJJJ89	缝匠肌吟卷［fungzcienggih nyinzgiet］	缝匠肌筋结［fèng jiàng jī jīn jié］
ZJJJ90	大收肌吟卷［Dasouhgih nyinzgiet］	大收肌筋结［dà shōu jī jīn jié］
ZJJJ91	拉叮吟卷［Lajdin nyinzgiet］	足底筋结［zú dǐ jīn jié］
ZJJJ92	趾神经吟卷［Cizsinzgingh nyinzgiet］	趾神经筋结［zhí shén jīng jīn jié］
ZJJJ93	踝管吟卷［vaizgvanj nyinzgiet］	踝管筋结［huái guǎn jīn jié］
ZJJJ94	股薄肌吟卷［gujbozgih nyinzgiet］	股薄肌筋结［gǔ báo jī jīn jié］
ZJJJ95	耻骨肌吟卷［Cizguzgih nyinzgiet］	耻骨肌筋结［chǐ gǔ jī jīn jié］
ZJJJ96	肩胛提肌上筋结［genhgyazdizgihsang nyinzgiet］	肩胛提肌上筋结［jiān jiǎ tí jī shàng jīn jié］
ZJJJ97	肩胛提肌下筋结［genhgyazdizgihya nyinzgiet］	肩胛提肌下筋结［jiān jiǎ tí jī xià jīn jié］

10.壮医证型名称与代码：见下表。

代码	名称
ZZ01	阳　证
ZZ01001	阳证—风湿热型
ZZ01002	阳证—湿热型
ZZ01003	阳证—风毒聚集，痰阻龙络型
ZZ01004	阳证—风火毒聚，上扰巧坞型
ZZ01005	阳证—谷道湿热型
ZZ01006	阳证—气道热毒型
ZZ01007	阳证—气道燥毒型
ZZ01008	阳证—湿热蕴结型
ZZ01009	阳证—痰蒙巧坞型
ZZ01010	阳证—痰热型
ZZ01011	阳证—痰湿阻络型
ZZ02	阴　证
ZZ02001	阴证—风寒湿型
ZZ02002	阴证—寒湿型
ZZ02003	阴证—气血虚型
ZZ02004	阴证—肾虚型
ZZ02005	阴证—瘀阻型
ZZ02006	阴证—正虚型
ZZ02007	阴证—浊瘀型
ZZ02008	阴证—肝肾亏损型
ZZ02009	阴证—谷道寒湿型
ZZ02010	阴证—谷道瘀毒型
ZZ02011	阴证—寒凝湿毒型
ZZ02012	阴证—龙路瘀阻型
ZZ02013	阴证—气道湿毒型
ZZ02014	阴证—气道瘀毒型
ZZ02015	阴证—气虚型
ZZ02016	阴证—气血亏损型
ZZ02017	阴证—气血亏虚（嘘勒失衡）型
ZZ02018	阴证—气血亏虚，龙路瘀阻型
ZZ02019	阴证—气郁型
ZZ02020	阴证—瘀毒型
ZZ02021	阴证—脾虚型

第十二章

壮瑶苗医诊疗技术名称、分类与代码

编码	民族医诊疗技术名称	类别	类型
17.9200y055	腰椎滑脱壮医拱腰治疗	治疗性操作	壮医
17.9200y056	网球肘壮医经筋治疗	治疗性操作	壮医
17.9200y057	头痛壮医经筋治疗	治疗性操作	壮医
17.9200y058	其他病症的壮医经筋治疗	治疗性操作	壮医
17.9200y059	旁巴尹（肩周炎）壮医经筋治疗	治疗性操作	壮医
17.9200y060	诺很尹（腰背肌筋膜炎）壮医经筋治疗	治疗性操作	壮医
17.9200y061	骆芡（骨关节炎）壮医经筋治疗	治疗性操作	壮医
17.9200y062	急性腰扭伤壮医经筋治疗	治疗性操作	壮医
17.9200y063	活邀尹（颈椎病）壮医经筋治疗	治疗性操作	壮医
17.9200y064	核嘎尹（腰椎间盘突出症）壮医经筋治疗	治疗性操作	壮医
17.9200y065	跟痛症壮医经筋治疗	治疗性操作	壮医
17.9200y066	第三腰椎横突综合征壮医经筋治疗	治疗性操作	壮医
17.9200y067	壮医拉筋松解术	治疗性操作	壮医
17.9200y068	小儿经筋推拿	治疗性操作	壮医
17.9300y005	壮医刮痧排毒治疗	治疗性操作	壮医
17.9300y006	壮医刮痧治疗	治疗性操作	壮医
17.9300y007	壮医撮痧治疗	治疗性操作	壮医

续表

编码	民族医诊疗技术名称	类别	类型
17.9300y008	壮医锤痧治疗	治疗性操作	壮医
17.9400y006	壮医药物竹罐治疗	治疗性操作	壮医
17.9400y007	壮医莲花针拔罐逐瘀治疗	治疗性操作	壮医
17.9500y026	壮医敷贴治疗	治疗性操作	壮医
17.9500y029	壮医全身药浴疗法	治疗性操作	壮医
17.9500y031	壮医药熨治疗	治疗性操作	壮医
17.9500y032	壮医姜汁涂擦治疗	治疗性操作	壮医
17.9900y017	壮医目诊	诊断性操作	壮医
17.9900y018	壮医甲诊	诊断性操作	壮医
93.3500y017	壮医壮火灸条治疗	治疗性操作	壮医
93.3500y018	壮医药线点灸治疗	治疗性操作	壮医
93.3500y019	壮医神龙灸治疗	治疗性操作	壮医
93.3500y021	壮医火攻治疗	治疗性操作	壮医
93.3500y022	壮医油针治疗	治疗性操作	壮医
93.3500y024	壮医火针治疗	治疗性操作	壮医
93.3500y025	壮医四方木热叩治疗	治疗性操作	壮医
99.9200y041	壮医针刀筋结松解术	治疗性操作	壮医
99.9200y042	壮医针挑治疗	治疗性操作	壮医
99.9200y043	壮医浅刺次痧治疗	治疗性操作	壮医
99.9200y048	壮医脐环针	治疗性操作	壮医
99.9210y002	壮医刺血治疗	治疗性操作	壮医
99.9901y001	壮医水蛭治疗	治疗性操作	壮医
17.9500y027	苗医熏蒸治疗（全身）	治疗性操作	苗医
17.9500y028	苗医熏蒸治疗（局部）	治疗性操作	苗医
99.9200y044	苗医银针刺络治疗	治疗性操作	苗医
17.9200y069	瑶医点穴治疗	治疗性操作	瑶医
17.9200y070	瑶医药酒捏脊治疗	治疗性操作	瑶医
17.9200y071	瑶医梳乳治疗	治疗性操作	瑶医
17.9200y073	瑶医滚蛋疗法	治疗性操作	瑶医

续表

编码	民族医诊疗技术名称	类别	类型
17.9300y009	瑶医马骨刮痧治疗	治疗性操作	瑶医
17.9400y008	瑶医发泡药罐治疗	治疗性操作	瑶医
17.9400y009	瑶药针竹罐治疗	治疗性操作	瑶医
17.9400y010	瑶医贴拔治疗	治疗性操作	瑶医
17.9500y030	瑶医庞桶药浴治疗	治疗性操作	瑶医
17.9500y033	瑶药热熨治疗	治疗性操作	瑶医
17.9500y034	瑶医佩药治疗	治疗性操作	瑶医
17.9500y035	瑶医药枕治疗	治疗性操作	瑶医
17.9500y036	瑶药脐疗	治疗性操作	瑶医
17.9500y037	瑶医握药治疗	治疗性操作	瑶医
17.9500y038	瑶药坐盆治疗	治疗性操作	瑶医
17.9500y039	瑶药膏贴治疗	治疗性操作	瑶医
17.9500y040	瑶药巾治疗	治疗性操作	瑶医
17.9500y041	瑶药药垫治疗	治疗性操作	瑶医
17.9500y042	瑶医产后三泡治疗	治疗性操作	瑶医
17.9500y043	瑶医鼻腔涂药治疗	治疗性操作	瑶医
17.9500y044	瑶药熏鼻治疗	治疗性操作	瑶医
17.9500y045	瑶医塞鼻治疗	治疗性操作	瑶医
93.3500y020	瑶医特色点烧治疗	治疗性操作	瑶医
93.3500y023	瑶医火攻治疗	治疗性操作	瑶医
99.9200y045	瑶医陶瓷针治疗	治疗性操作	瑶医
99.9200y046	瑶医豪猪刺治疗	治疗性操作	瑶医
99.9200y047	瑶医针挑治疗	治疗性操作	瑶医

第十三章

纳入基本医疗保险医疗服务项目的民族医技法名称、分类与代码

编码	民族医诊疗技术名称	类别	类型
17.9200y056	网球肘壮医经筋治疗	治疗性操作	壮医
17.9200y057	头痛壮医经筋治疗	治疗性操作	壮医
17.9200y058	其他病症的壮医经筋治疗	治疗性操作	壮医
17.9200y059	旁巴尹（肩周炎）壮医经筋治疗	治疗性操作	壮医
17.9200y060	诺很尹（腰背肌筋膜炎）壮医经筋治疗	治疗性操作	壮医
17.9200y061	骆芡（骨关节炎）壮医经筋治疗	治疗性操作	壮医
17.9200y062	急性腰扭伤壮医经筋治疗	治疗性操作	壮医
17.9200y063	活邀尹（颈椎病）壮医经筋治疗	治疗性操作	壮医
17.9200y064	核嘎尹（腰椎间盘突出症）壮医经筋治疗	治疗性操作	壮医
17.9200y065	跟痛症壮医经筋治疗	治疗性操作	壮医
17.9200y066	第三腰椎横突综合征壮医经筋治疗	治疗性操作	壮医
17.9200y068	小儿经筋推拿	治疗性操作	壮医
17.9200y074	壮医点穴治疗	治疗性操作	壮医
17.9300y006	壮医刮痧治疗	治疗性操作	壮医
17.9400y006	壮医药物竹罐治疗	治疗性操作	壮医

续表

编码	民族医诊疗技术名称	类别	类型
17.9400y007	壮医莲花针拔罐逐瘀治疗	治疗性操作	壮医
17.9500y026	壮医敷贴治疗	治疗性操作	壮医
17.9500y031	壮医药熨治疗	治疗性操作	壮医
93.3500y017	壮医壮火灸条治疗	治疗性操作	壮医
93.3500y018	壮医药线点灸治疗	治疗性操作	壮医
93.3500y024	壮医火针治疗	治疗性操作	壮医
99.9200y041	壮医针刀筋结松解术	治疗性操作	壮医
99.9200y042	壮医针挑治疗	治疗性操作	壮医
99.9200y043	壮医浅刺次痧治疗	治疗性操作	壮医
99.9210y002	壮医刺血治疗	治疗性操作	壮医
17.9500y033	瑶药热熨治疗	治疗性操作	瑶医
17.9500y038	瑶药坐盆治疗	治疗性操作	瑶医